U0265498

敦煌男科

医方集成与应用

主编 邢喜平 王志平

中国健康传媒集团
中国医药科技出版社

内 容 提 要

本书是从敦煌莫高窟出土的隋唐以前中医药文献中，挖掘整理有关男科医方资料，结合作者多年研究、临床经验编写而成。全书分四章，收方五十余首，每方主要从原文、解析、现代药理研究和现代临床应用等方面进行叙述，并在医方下对有关男科病证做了详尽的介绍，融入作者临床诊治男科病证的辨证思路及用方用药方法。本书兼具史料文献价值与临床实用性，可供当今从事男科的医疗、教学及科研人员阅读参考。

图书在版编目（CIP）数据

敦煌男科医方集成与应用 / 邢喜平，王志平主编 . — 北京：中国医药科技出版社，2022.6

ISBN 978-7-5214-3258-9

Ⅰ . ①敦… Ⅱ . ①邢… ②王… Ⅲ . ①中医男科学—方书—汇编—中国—古代 Ⅳ . ① R289.2

中国版本图书馆 CIP 数据核字（2022）第 086147 号

美术编辑　陈君杞
版式设计　也　在

出版　**中国健康传媒集团**｜中国医药科技出版社

地址　北京市海淀区文慧园北路甲 22 号

邮编　100082

电话　发行：010-62227427　邮购：010-62236938

网址　www.cmstp.com

规格　710×1000mm $^1/_{16}$

印张　9 $^1/_2$

字数　126 千字

版次　2022 年 6 月第 1 版

印次　2022 年 6 月第 1 次印刷

印刷　三河市万龙印装有限公司

经销　全国各地新华书店

书号　ISBN 978-7-5214-3258-9

定价　**59.00 元**

获取新书信息、投稿、为图书纠错，请扫码联系我们。

编 委 会

序言

敦煌医学是敦煌学重要的内容之一，自20世纪初大量隋唐及之前的中医药典籍被发现之时起，以罗振玉、马继兴为代表的学者们即开始了整理与研究工作。20世纪80年代，甘肃省开始对敦煌医学进行大规模研究。1993年甘肃中医药大学建成敦煌医学馆，后又成立了敦煌医学研究所，附属医院亦设立了敦煌医学专科门诊。然而，要把古代文献所载与现代医学研究充分结合起来，使这些尘封千年的中医药瑰宝在当代卫生健康事业中大放光彩，绝非易事。对这些医学宝藏的开发和应用，有赖于热爱敦煌医学、中医药事业的医者们一步一个脚印地研究和实践。对传统与经典的继承，唯有坚持不懈，才有丰厚回报。本书作者近10年来对男科学的热爱与坚持是值得肯定的。

这本《敦煌男科医方集成与应用》的可贵之处不仅在于对敦煌医学中男科相关药方、用药方法、辨证思路的整理，而且罗列了现代药理学、临床研究的相关成果，并有作者在男科疾病诊疗过程中积累的实践经验。从古代医学文献的整理研究中获得灵感、汲取精华，这是中医药发展的动力之源，也是中医人继承创新、增强文化自信的基础。对作者邢喜平主任医师而言，这本书只是他对 10 余年来所学所用部分知识的总结与介绍，仅是一个颇有意义的开始。

喜平主任医师是甘肃省近年成长起来为数不多专门从事男科临床、教学与科研工作的青年才俊，我与其相识多年，常有交流。读了他的书稿，很受启发，深感他对敦煌医学及男性病学科的执着与热爱，本书也展示了他深厚的中医药理论功底及专业的男科疾病防治技能，非常希望本书的出版，不仅能对热爱敦煌医学与男性病学科的青年学子、医生有所帮助，而且能进一步促进喜平医生在敦煌医学与男科疾病防治的实践与探索中有更多、更新的发现与创新。

2022 年 4 月 15 日

前言

1900 年，在甘肃敦煌尘封千年的藏经洞中发现了敦煌遗书，世界为之震惊，随着学者们的重视与研究，敦煌学应运而生，并业已成为国际显学。敦煌学得名于地名——甘肃敦煌，其文献涉及哲学、文学、历史、科技、民俗、宗教、美术、音乐、舞蹈等各个方面，数量惊人，其中的医学文献同样引人瞩目。敦煌医学有独特的地方色彩，以汉唐间敦煌地区出土的与医药相关的文物及文献为主，其中敦煌石窟藏经洞出土的敦煌遗书是其重点研究内容。经过近一个世纪的研究，敦煌医学已成为敦煌学研究的一个分支学科，融合了中外多个民族的传统医学内容，而中医药学是其中的重要研究领域，其内容涉及理论、诊断、本草、方剂、针灸、临床、养生保健等中医药学的诸多方面。

本书的主编、编者以甘肃人占绝大多数，对以敦煌文化为代表的本土文化有着深厚的感情。本书的编著既饱含着对本土文化、医学资源的自豪之情，也饱含对中医药经典以及前贤悬壶济世的崇敬之心。甘肃对敦煌医学的研究取得了重要成绩，包括以敦煌医学研究所李应存教授为代表进行的一系列文献整理与学术研究，也包括以全国名中医刘宝厚、张士卿为代表的中医前辈们在临床诊疗中的实际运用，实际上这也从学术与临床两个方面证明了敦煌医学的重要价值和开发思路。

自我们接触敦煌医学文献起，即注意到敦煌医学中关于男科疾病的一些药方和诊疗方法，甚至一开始便成为敦煌医学的受益者。本书对敦煌医学文献中的男科遗方、养生保健方、疗冷疾方、天王补心丹、辅行诀脏腑用药法要等相关资料进行了多方面的整理。这些文献材料在辨证思路、药方及使用、康复保健等方面给了我们诸多启发，不仅与《神农本草经》《药性论》等各类中医药经典文献中的论述可相印证，而且与现代药理学、临床医学研究中的很多结论相吻合。因此，本书在这两个方面都有罗列，并谈到自己在实际运用中的一些感想、体会，希望对读者有所裨益。

限于篇幅及编著者能力，本书所及实为有限，且毕竟以文献所载经典为中心，难免对现代药理学和临床医学研究相关内容所述有限。要将古代中医药学经典方药灵活地应用到临床实践中，还需继续深入发掘深藏于文献中的宝贵资源，并在具体诊疗中不断地积累和总结经验。本书疏漏与不足之处，愿各位同行、读者批评指正。

邢喜平

2022 年 4 月

目 录

第一章

敦煌医书
男科医方

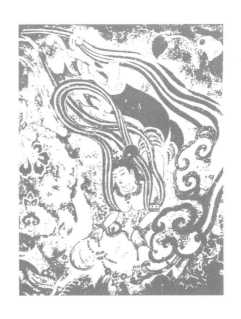

肾冷阳事不举方

【原文】

冬物之后，腰肾多冷，阳事不举，腹肋有久而不补，颜容渐疲，宜服此汤。黄芪（十二分），磁石（四大两，引针者，捣筛研，绵裹），肉苁蓉（二大两），上以水三升，煮即二大升，滓澄取，别切秒白羊肾七个，去切，依常作羹法熟葱、椒菜羹调和，然下煎药汁二大升，更取煮三沸，空腹。

主治腰膝发冷，阳痿，精神不佳，疲乏倦怠，虚劳诸证。（P3596）

【解析】

此方为食疗补益方，先将黄芪、磁石、肉苁蓉三种中药倒水三升，煎煮成二升后去渣澄清留用；再切白羊肾七个，依照做汤法加葱、花椒等，将前煮好的二升药汤倒入，再煎煮好后空腹食用。

黄芪，补气升阳，益气固表。《本经》："主……补虚，小儿百病。"《珍珠囊》："黄芪甘温纯阳，其用有五：补诸虚不足，一也；益元气，二也；壮脾胃，三也；去肌热，四也；排脓止痛，活血止血，内托阴疽，为疮家圣药，五也。"磁石，镇静安神，平肝潜阳，聪耳明目，纳气定喘。《本经》："……除大热烦满及耳聋。"《本草纲目》："治肾家诸病，而通耳明目。"《本草从新》："治恐怯怔忡。"肉苁蓉，补肾阳，益精血，润肠通便。《本经》："主五劳七伤，补中，除茎中寒热痛，养五脏，强阴，益精气，多子，妇人癥瘕。"《本草汇言》："养命门，滋肾气，补精血之药也。男子丹元虚冷而阳道久沉，妇人冲任失调而阴气不治，此乃平补之剂，温而不热，补而不峻，暖而不燥，滑而不泄，故有从容之名。"

【现代药理研究】

1. 黄芪 研究表明，黄芪煎剂可提高精子活动度[1]；黄芪注射液能够激活雌激素受体，增加细胞活力[2]；黄芪总黄酮具有类性激素的功能，能显著提高维甲酸致大鼠骨质疏松模型的骨密度，增强抗外力冲击的能力[3]。

参考文献：

［1］江峰，王益鑫，盛新福，等. 体外添加黄芪对精子质量的影响［J］. 男性学杂志，1998（2）：3-5.

［2］王海彬，王军舰，黄辉，等. 黄芪注射液对雌激素受体的激活作用研究［J］. 时珍国医国药，2006（11）：2113-2115.

［3］刘心萍，陈方亮，程亚军. 黄芪总黄酮防止大鼠骨质疏松的实验研究［J］. 浙江中西医结合杂志，2005（5）：282-283.

2. 磁石 磁石具有镇静催眠作用，明显抑制小鼠自主活动，提高入睡率，延长其睡眠时间[1]。

参考文献：

［1］李光华，周旭，贺弋. 龙骨、磁石对小鼠镇静催眠作用的研究［J］. 宁夏医学院学报，2001（2）：82-83，87.

3. 肉苁蓉 研究表明，肉苁蓉具有雄性激素作用和促性腺激素样作用，能发挥调节内分泌腺轴的功能，促进精子发生，提高精子运行速度，降低精子畸形率，改善附睾管的微环境，使睾丸生精功能增强[1-2]。肉苁蓉提取物能显著升高睾酮水平，提高精子悬液 SOD 活力，降低 MDA 含量，抑制精子膜脂质过氧化反应，明显保护精子膜结构和功能[3-4]。肉苁蓉提取物类叶升麻苷可使阴茎勃起潜伏期缩短，性器官脏器系数明显提高，睾丸组织形态结构得到明显改善，具有补肾壮阳作用[5]。

参考文献：

［1］蒋晓燕，王晓雯，商小英，等. 肉苁蓉总苷对照射损伤小鼠敏感器官超微结构的保护作用［J］. 西北药学杂志，2001（2）：63-64.

［2］王德俊，盛树青，梁虹. 肉苁蓉对小鼠睾丸和附睾形态学及组织化学的影响［J］. 解剖学研究，2000（2）：101-103，158.

［3］赵东海，张磊，张艳，等. 肉苁蓉苯乙醇苷对环磷酰胺致小鼠生精障碍的治疗作用及其机制［J］. 吉林大学学报（医学版），2014，40（3）：612-615.

［4］李刚，朱文斌，牛飞，等. 肉苁蓉苯乙醇苷对大鼠精子体外氧化损伤的保护作用研究［J］. 时珍国医国药，2010，21（9）：2205-2207.

［5］马晶晶，赵帆，孙云. 类叶升麻苷对肾阳虚小鼠补肾壮阳作用的研究［J］. 扬州大学学报（农业与生命科学版），2009，30（1）：22-25.

【现代临床应用】

全国名中医刘宝厚教授临床上运用敦煌肾冷阳事不举方加减治疗男子阳痿，疗效显著，值得临床推广使用[1]。

参考文献：

［1］孙娜婷，薛国忠. 刘宝厚教授运用敦煌医方治疗阳痿经验［J］. 中医临床研究，2020，12（20）：134-136.

丈夫肾虚无子方

【原文】

治丈夫风虚目暗，精气衰少，无子，并补诸不足方。五味子（八分），鹿茸（八分），牡荆子（八分），菟丝子（八分，酒渍一宿），附子（六分，炮之），蛇床子（六分），车前子（八分），薪蓂子（八分），薯蓣（八分），芎䓖（六分），山茱萸（六分），天雄（五分，炮），人参（五分），茯苓（五分），桂心（十分），巴戟天（三两，去心），干地黄（八分），石斛（八分），牛膝（五分），杜仲（八分），黄芪（五分），远志（八分），钟乳（二两），苁蓉（七分），廿四味，和捣，下筛蜜为散，温酒服方寸三匕，日再服，不知增至两三匕，以知为度，禁食如药法。不能饮酒，蜜和为丸服亦得。（S.4433）

【解析】

此方主治男子各种虚劳证、不足诸证，目暗、精少不育，相当于西医学不育症中的精液异常，如少精症、弱精子症、死精子症、无精子症等。邢喜平主任医师在使用此方时多用此方的加减方，使用药物主要有五味子、鹿茸（鹿角霜）、菟丝子、蛇床子、车前子、山药、山茱萸、人参、茯苓、桂心、巴戟天、地黄、石斛、牛膝、杜仲、黄芪、远志、肉苁蓉。此方药味总共24种，为敦煌医方中药味最多方之一。服法为散剂用温酒送服，不能饮酒者作丸剂。匕为古人盛饭用的工具，我们现代用的羹勺是从匕演变而来的。

五味子，敛肺滋肾，生津敛汗，涩精止泻，宁心安神。《本经》："主益气，咳逆上气，劳伤羸瘦，补不足，强阴，益男子精。"《本草备要》："性温，五味俱全，酸咸为多，故专收敛肺气而滋肾水，益气生津，补虚明目，强阴涩精，退热敛汗，止呕止泻，宁咳定喘，除烦热。"鹿茸，壮肾阳，益精血，强筋骨，调冲任，托疮毒。《本经》："主漏下恶血，寒热惊痫，益气强志，生齿不老。"《本经逢原》："专主伤中劳绝，腰痛羸瘦，取其补火助阳，生精益髓，强筋健骨，固精摄便，下元虚人，头旋眼黑，皆宜用之。"牡荆子，化湿祛痰，止咳平喘，理气止痛。《别录》："主除骨间寒热，通利胃气，止咳逆，下气。"《医林纂要·药性》："补行肝气，祛风燥湿。能发汗行水，治水肿身黄，又消食和脾胃。"菟丝子，补肾固精，养肝明目，止泻，安胎。《本经》："主续绝伤，补不足，益气力，肥健……"《药性论》："治男女虚冷，添精益髓，去腰痛虚冷……"附子，回阳救逆，助阳补火，散寒止痛。《神农本草经》："主风寒咳逆邪气，温中……"《本草汇言》："回阳气，散阴寒，逐冷痰，通关节之猛药也。诸病振阳不足，虚火上升，咽喉不利，饮食不入，服寒药愈甚者，附子乃命门主药，能入窟穴而招之，引火归元，则浮游之火自消矣。凡属阳虚阴极之候，肺肾无热证者，服之有起死之殊功。"蛇床子，温肾壮阳。《本经》："主男子阴痿……"《别录》："温中下气，令妇人子脏热，男子阴强。"车前子，利尿通淋，渗湿止泻，清肝明目。《别录》："男子伤中，女子淋沥，不欲食。养肺强阴益精，令人有子，明目疗齿痛。"蒺藜子，明目，祛风湿。《本经》："主明目，目痛泪出，除痹，补五脏，益精光，久服轻身不老。"薯蓣，即山药，益气养阴，补脾肺肾，固精止带。《本草纲目》："益肾气，健脾胃……润皮毛。"《本草正》："健脾补虚，滋精固肾，治诸虚百损，疗五劳七伤。"山茱萸，补益肝肾，收敛固涩。《药性论》："……补肾气，兴阴道，添精髓，疗耳鸣……疗老人尿不节。"《汤液本草》："……止小便利，秘精气，取其味酸涩以收滑之。"天雄，即乌头根块，祛风散寒，益火助阳。《本经》："主大风，寒湿痹，历节痛，拘挛缓急，破积聚邪气，金疮，强筋骨，轻身健行。"《别录》："……长阴气，强志，今人武勇，力作不倦。又堕胎。"人参，性甘、微苦，微温，归心、脾、肺经；大补元气，补脾益肺，生津，安神。《本经》："补五脏，安精神，定魂魄，止惊悸，除邪气，明目，开心益智。"《用药法象》："人参甘温，能补肺中元气；肺气旺则四脏之气皆旺，精自生而形自盛，肺主诸气故也。"茯苓，甘、淡、平，归心、脾、肾经；利水渗湿，健脾安神。《神农本草经》："主胸胁逆气，忧恚惊邪恐悸，心下结痛，寒热，烦满，咳逆，口焦舌干，利小便。久服安魂、养神、不饥、延年。"《本草衍义》："此物利水功多，益心脾不可阙也。"肉桂（桂心），辛、甘、热，归脾、肾、心、肝经；补火助阳，散寒止痛，温通经脉。《别录》："主温中，利肝肺气，心腹寒热，冷疾，霍乱转筋，头痛，腰痛，出汗，止烦，止唾，咳嗽，鼻衄，能堕胎，坚骨节，通血脉，理疏不足，宣通百药。"《本草求真》："大补命门相火，益阳治阴。凡沉寒痼冷、营卫风寒、阳虚自汗、腹中冷痛、咳逆结气、脾虚恶食、湿盛泄泻、血脉不通、胞衣不下、目赤肿痛，因寒因滞而得者，用此治无不效。"巴戟天，甘、辛、微温，归肾、肝经；补肾阳，强筋骨，祛风湿。《本经》："主大风邪气，阳痿不起，强筋骨，安五脏，补中，增志益气。"《本草备要》："补肾益精，治五劳七伤，辛温散风湿，治风湿脚气水肿。"熟地黄，甘、微温，归肝、肾经；补血滋阴，益精填髓。《珍珠囊》："主补血气，滋肾水，益真阴。"《本草纲目》："填骨髓，长肌肉，生精血，补五脏内伤不足，通血脉，利耳目，黑须发。"石斛，甘、微寒，归胃、肾经；养阴清热，益胃生津。《本经》："主伤中，除痹，下气，补五脏虚劳羸瘦，强阴，久服厚肠胃。"《本草纲目拾遗》："清胃，除虚热，生津，已劳伤。以之代茶，开胃健脾。"牛膝，苦、甘、酸、平，归肝、肾经；活血通经，补肝肾，强筋骨，利水通淋，引火（血）下行。《本草纲目》："治久疟寒热，五淋尿血，茎中痛，下利，喉痹，口疮，齿痛，痈肿恶疮，伤折"。"牛膝乃足厥阴、少阴病。所主大病，大抵得酒则能补肝肾，生用则能去恶血"。杜仲，甘、温，归肝、肾经；补肝肾，强筋骨，安胎。《本经》："主腰脊痛，补中，益精气，坚筋骨，强志，除阴下痒湿，小便余沥。"《本草汇言》："凡下焦之虚，非杜仲不补；下焦之湿，非杜仲不利；足胫之酸，非杜仲不去；腰膝之痛，非杜仲不除。……补肝益肾，诚为要药。"黄芪，见前条目。远志，甘、辛、微苦，归心、肾、肺经；宁心安神，祛痰开窍，消散痈肿。《本经》："主咳逆伤中，补不足，除邪气，利九窍，益智慧，耳目聪明，不忘，强志，倍力。"《别录》："定心气，止惊悸，益精，去心下膈气，皮肤中热，面目黄。"钟乳，味甘，性温，无毒，归肺、肾、胃经。《本经》："主咳逆上气，明目益精，安五脏，通百节，利九窍，下乳汁。"《别录》："益气，补虚损，疗脚弱疼冷，下焦伤渴，强阴。"《医林纂要》："补命门，破癥冷，温脾胃，生气血。"苁蓉，见前条目。

【现代药理研究】

1. 五味子 现代医学研究，五味子提取物可改善大鼠勃起功能及生精功能，有加强睾丸和卵巢内的 RNA 和 PAS 合成，改善组织细胞的代谢功能，促使生殖细胞的增生及促进卵巢的排卵作用。

参考文献：

[1] 张艳，沈楠，齐玲，等. 五味子多糖对环磷酰胺致生精障碍大鼠的治疗作用及对生殖激素的影响 [J]. 中国中西医结合杂志，2013，33（3）：361-364.

[2] 郝慧瑶，左宏业，张硕，等. 五味子醇甲对糖尿病 ED 大鼠勃起功能的影响 [J]. 河北医科大学学报，2018，39（4）：396-400.

[3] 彭国瑞，许志奇，曾祥国，等. 五味子对家兔泌尿生殖系统酶组织化学的影响及其抗衰延老作用的初步观察 [J]. 上海中医药杂志，1989（2）：43-45.

2. 鹿茸 现代医学研究，鹿茸提取液对发育成熟的大鼠睾丸精原细胞具有升高其核分裂率的作用，能够增多曲精管断面的精原细胞数目及生精细胞层数[1]，能够明显增加小鼠的子宫、卵巢重量，对小鼠子宫的生长发育具有促进作用[2-3]。

参考文献：

［1］田育璋. 鹿茸对大鼠睾丸影响的形态计量［J］. 青海医学院学报，1997，18（3）：154-155.

［2］杨若明，张经华，周素红，等. 麋鹿茸中的性激素对大鼠和小鼠生殖系统的影响［J］. 解剖学报，2001，32（2）：180-181.

［3］傅雷，彭岩，徐红，等. 鹿茸对去卵巢小鼠子宫生长的影响［J］. 大连医科大学学报，2007，29（1）：30-32.

3. 牡荆子 现代医学研究，牡荆子一方面可增强小鼠腹腔巨噬细胞的吞噬能力，具有抗炎、提高免疫作用[1]，另一方面具有一定的降血脂、护肝作用[2]。

参考文献：

［1］程建忠，黄金华. 牡荆素的镇痛及抗炎免疫作用研究［J］. 中国医药指南，2016，14（31）：29-30.

［2］罗其富，周弟先，朱炳阳，等. 牡荆子提取液对鼠血脂、肝脂和血糖的调节作用［J］. 中成药，2005（3）：60-62.

4. 菟丝子 现代医学研究，菟丝子能促进未成年小鼠生殖系统的发育，具有促性腺激素样作用，能明显增加幼年小鼠睾丸及附睾的重量[1]。体外实验发现，菟丝子能促进人体精子的运动能力和膜功能[2]，增强卵巢人绒毛促性腺激素（hCG）/黄体生成素（LH）受体功能及垂体对促性腺激素释放激素（LRH）的反应性[3]。

参考文献：

［1］熊跃斌，周楚华. 淫羊藿及菟丝子提取物对雄性生殖功能的影响［J］. 中国药学杂志，1994（2）：89-91.

［2］彭守静，陆仁康，俞丽华，等. 菟丝子、仙茅、巴戟天对人精子体外运动和膜功能影响的研究［J］. 中国中西医结合杂志，1997（3）：145-147.

［3］秦达念，佘白蓉，佘运初. 菟丝子黄酮对实验动物及人绒毛组织生殖功能的影响［J］. 中药新药与临床药理，2000（6）：349-

351，386-387.

5. 附子 现代医学研究，附子可对下丘脑－垂体－性腺（HPG）轴上各个激素水平进行总的调节，恢复 HPG 轴激素水平相对平衡稳定的状态，增加大鼠精细胞总数和精细胞活动率，并改善因腺嘌呤和氢化可的松在体内堆积所造成的肾、睾丸、附睾、精囊腺病理损伤的状态[1]。亦有研究指出，附子提取物对雌性大鼠生殖脏器子宫和卵巢均有一定毒性[2]。

参考文献：

［1］秦灵鸽. 基于《内经》"天癸"理论对附子调节生殖效应的部分机制研究［D］. 成都：成都中医药大学，2019.

［2］高凯，黄春林. 附子提取物的大鼠生殖毒性研究［J］. 中国现代药物应用，2014，8（16）：20-21.

6. 蛇床子 现代动物模型研究表明，蛇床子素具有雄激素样作用，可提高血清中睾酮水平，提高生精功能[1]；还具有促性腺激素样作用，对阴茎勃起功能障碍有一定改善作用[2]。

参考文献：

［1］谢金鲜，王乃平，李萍，等. 蛇床子素对生殖系统损伤小鼠血清睾酮和 AR 表达的影响［J］. 辽宁中医杂志，2007（11）：1650-1651.

［2］袁娟丽，谢金鲜. 蛇床子素对生殖系统损伤小鼠睾丸和附睾组织形态的影响［J］. 江西医学院学报，2008（2）：23-25.

7. 车前子 现代医学研究，车前子及车前草具有利尿作用，已经得到广泛的认可[1]。相关研究表明，车前子还具有抗氧化、防衰老的作用[2]。车前子提取物通过抑制 5α－还原酶活性、降低前列腺组织内的双氢睾酮含量，起到抑制良性前列腺增生的作用[3]。在生殖方面，车前子具有雌激素样活性，通过雌激素受体 ERα 和 ERβ 共同介导发挥作用[4]。

参考文献：

［1］耿放，孙虔，杨莉，等. 车前子与车前草利尿作用研究［J］. 上海中医药杂志，2009，43（8）：72-74.

［2］张然，袁从英，冯娜，等. 车前子多糖对糖尿病小鼠氧化应激的影响［J］. 天津医药，2011，39（3）：253-255.

［3］王毓平，李小林，刘永青，等. 车前子提取物抑制大鼠前列腺增生及对5α-还原酶的影响［J］. 中国老年学杂志，2013，33（15）：3643-3646.

［4］王晓帆，冯卫生，马利刚，等. 车前子水提物雌激素样作用筛选及机制探讨［J］. 中国新药杂志，2016，25（10）：1191-1196.

8. 菥蓂子　现代医学研究，菥蓂子提取物具有良好的抗抑郁作用[1]，并在神经细胞氧化损伤保护方面具有较好的应用价值[2]。

参考文献：

［1］李春晓. 多酚类化合物菥蓂子提取物抗抑郁及记忆障碍研究［J］. 医学信息（上旬刊），2011，24（7）：4634.

［2］许晓燕，余梦瑶，魏巍，等. 菥蓂子乙醇提取物对 H_2O_2 诱导 PC12 细胞损伤的保护作用［J］. 四川中医，2016，34（7）：58-61.

9. 薯蓣（山药）　现代医学研究，体外薯蓣多糖对小鼠和人精子膜和 DNA 有明显的保护作用，服用薯蓣多糖可以改善人精子质量，提高精子前向运动率、精子浓度等[1]，还可有效增强雄性小鼠性功能[2]。山药提取物薯蓣皂苷元能缩短少弱精子症小鼠勃起潜伏期，提高睾丸组织中的 SOD 活性，降低 MDA 含量，并提高精子质量及生殖和免疫器官的脏器系数[3]。

参考文献：

［1］张美华，房振亚，李安娜，等. 薯蓣多糖体外对精子存活率和 DNA 完整性的影响［J］. 中华男科学杂志，2017，23（11）：1020-1024.

［2］张亭，李迪，乌兰，等．牡蛎低聚肽配伍核桃低聚肽和山药多糖对雄性小鼠性功能的影响［J］．现代预防医学，2018，45（12）：2141-2144，2153.

［3］周茜，肖娜，赵雪红，等．山药提取物薯蓣皂苷元对小鼠生殖系统的保护作用［J］．信息记录材料，2017，18（4）：168-171.

10. 山茱萸 现代医学研究，山茱萸多糖对保护睾丸损伤组织的形态结构有一定作用，对高温损伤睾丸组织能明显提高睾丸、附睾的脏器系数，促进精子发生和提高精子活力，对高温引起的生殖细胞损伤有抗氧化、调节细胞周期、抑制凋亡作用[1]。

参考文献：

［1］秦芹，罗琼，李卓能，等．山茱萸多糖对高温暴露大鼠睾丸组织损伤影响［J］．中国公共卫生，2011，27（2）：224-226.

11. 天雄 现代医学研究，天雄可明显改善肾阳虚模型大鼠睾丸和附睾萎缩情况，降低血清中尿素和肌酐含量，增加血清中性激素睾酮的分泌，改善 HPG 轴功能[1]。

参考文献：

［1］范润勇，王琳，黄勤挽，等．中药炮天雄对腺嘌呤致肾阳虚模型大鼠的治疗作用研究［J］．亚太传统医药，2018，14（6）：16-20.

12. 人参 现代医学研究，人参提取物人参皂苷 Rb1 在体外实验研究发现，其可能通过增强细胞代谢增加精子能量和清除氧自由基，来提高精子的存活率，提高不育患者的受精率[1]，并能使正常雄性小鼠精囊增重[2]。

参考文献：

［1］陈智，刘继红，尹春萍，等．人参皂甙 Rb1 体外对人精子运动参数的影响［J］．中国男科学杂志，2006（6）：6-8.

［2］朱玉琢，刘冰，孙凯，等．人参茎叶总皂甙对丝裂霉素 C 诱发小鼠精子畸形的抑制作用［J］．白求恩医科大学学报，1994，20

（2）：115-117.

13. 茯苓 现代医学研究，茯苓多糖能够抑制大鼠心肌肥厚的发生，改善心肌肥厚大鼠的血流动力学，增强心肌收缩功能，改善心肌舒张功能和增加心肌肥厚大鼠的心输出量[1]。

参考文献：

［1］李侠，蒋长兴，胡有东，等. 茯苓多糖对异丙肾上腺素所致心肌肥厚大鼠心功能的影响［J］. 中华损伤与修复杂志（电子版），2014，9（4）：367-371.

14. 桂心（肉桂） 现代医学研究，桂心（肉桂）提取物可抑制小鼠前列腺增生[1]，肉桂挥发油中的桂皮醛可能对子宫平滑肌具有舒张作用，从而抑制子宫平滑肌的收缩[2]。动物实验还表明，肉桂可通过提高体内抗自由基能力、减少脂质过氧化，从而保护细胞膜的完整性和功能的正常发挥，起到延缓衰老的作用[3]。

参考文献：

［1］马松涛，辛志伟，朱军. 肉桂提取物对实验性前列腺增生的研究［J］. 四川生理科学杂志，2008，30（4）：168-169.

［2］安福丽，张仲，康兰芳，等. 肉桂挥发性成分抑制小鼠离体子宫收缩的研究［J］. 河北医药，2009，31（13）：1544-1545.

［3］王桂杰，欧芹，魏晓东，等. 雌性大鼠抗氧化系统的增龄性变化及肉桂抗衰老作用的实验研究［J］. 中国老年学杂志，1998（4）：241-243.

15. 巴戟天 现代医学研究，巴戟天可提高精子数量及活动率，降低精子畸形率，能改善微波损伤的雄鼠睾丸生精功能[1-3]；可增强体内抗氧化酶活性，增强睾丸功能，从而发挥抗氧化作用，保护睾丸精子免受氧化损伤[4]。

参考文献：

［1］丁平，梁英娇，刘瑾，等. 巴戟天寡糖对小鼠精子生成作用的研究［J］. 中国药学杂志，2008（19）：1467-1470.

［2］林健，姜瑞钗，陈冠敏，等．巴戟天对小鼠精子畸形的影响［J］．海峡药学，1995（1）：83-84.

［3］赵君，杨欣．巴戟天低聚糖改善不育症小鼠生殖能力的作用研究［J］．云南中医学院学报，2018，41（1）：7-10.

［4］张巍，康锶鹏，陈清瑞，等．巴戟天对微波损伤的雄鼠睾丸生精功能的影响［J］．解剖学研究，2010，32（5）：338-340，357.

16. 熟地　现代医学研究，熟地黄提取物熟地黄多糖具有抗氧化、抗衰老作用[1]，具有类似雌激素样作用，可缓解更年期综合征症状[2]。

参考文献：

［1］苗明三，孙艳红，方晓艳．（怀）熟地黄多糖抗氧化作用［J］．中国中医药信息杂志，2002（10）：32-33.

［2］郭文宇，刘灿灿，董艺丹，等．中药对去势小鼠生殖系统及行为学的影响［J］．江西中医药大学学报，2015，27（1）：82-85.

17. 石斛　现代医学研究，动物实验研究表明，石斛可有效保护小鼠睾丸组织损伤，提高睾丸与附睾系数，提升精子数量与质量[1]。

参考文献：

［1］芦春斌，张裕明，朱倍倍，等．铁皮石斛多糖对顺铂引起的雄鼠生殖系统损伤的影响［J］．中国药学杂志，2019，54（1）：28-35.

18. 牛膝　现代医学研究，牛膝多糖对雄性大鼠生殖功能具有改善作用，可升高睾丸抗氧化酶活性，降低精子畸形，提高精子数量和品质，缓解生精小管损伤，提高生殖器官重量[1]。

参考文献：

［1］毛晨龙，李健，陈耀星，等．牛膝多糖对炔雌醚致大鼠生精损伤的保护作用研究［J］．中国兽医杂志，2017，53（12）：95-97，70.

19. 杜仲　现代医学研究，杜仲具有促进雄性激素合成或释放的作用，降低阴茎氧化损伤，进而改善勃起功能[1-2]。

参考文献：

［1］张万宏，刘子龙，戚玉才，等. 杜仲水提物对糖尿病小鼠血清和阴茎组织酮的影响［J］. 中国性科学，2004，13（11）：7-8.

［2］张万宏，李刚，刘子龙，等. 杜仲对糖尿病大鼠阴茎组织超微结构和超氧化物歧化酶活性的影响［J］. 中国医院药学杂志，2006，26（6）：674.

20. 远志　现代医学研究证明，远志提取物具有中枢性镇静催眠作用，可调节脑内神经递质，改善小鼠的学习记忆能力[1-2]。

参考文献：

［1］文莉，舒成仁. 远志醋酸乙酯提取成分的镇静催眠作用［J］. 医药导报，2006（10）：998-999.

［2］郑璐，邱蕾，张瑶，等. 远志皂苷对快速脑老化鼠学习记忆能力的改善及对神经递质的影响［J］. 北京中医药大学学报，2010，33（3）：183-186.

【现代临床应用】

杨晓铁等[1]发现，丈夫肾虚无子方化裁具有温肾壮阳、益气填精之功效，可广泛用于治疗男科疾病阳痿、早泄、不育等，效果显著。

参考文献：

［1］杨晓铁，李应存，周翌翔. 李应存教授运用丈夫肾虚无子方验案举隅［J］. 内蒙古中医药，2017，36（9）：47.

附

不育症

夫妇有正常性生活1年以上，未采取任何避孕措施，由于男方因素造成女方无法自然受孕的，称之为男性不育症。据统计，有15%的夫妇在1年内不能受孕而寻求药物治疗，在不能受孕的夫妇中，至少50%存在男性精子异常的因素。随着人们生活方式的改变和环境污染的加重，不孕不育的发生率仍然有增高趋势。男性不育的病因复杂，通常由多种病因共同引起，仍有30%~40%的男性不育症患者找不到明确的病因。本病在中医学属"无子""难嗣"等范畴。中医药以辨证论治为诊治疾病的基本原则，具有充分的开放性和兼容性，经过几千年的发展，在男性生殖领域，包括辅助生殖技术的干预中，发挥着重要的作用。临床上将不育症分为少精子症、弱精子症、死精子症、无精子症等。

一、中医学对本病的认识

中医学对男性不育的认识有2000多年的历史。最早在《周易》渐卦中即有"妇孕不育"的记载，并认识到"男女媾精万物化生"。《山海经·中山经》有诸如"青要之山……其中有鸟焉，名曰幼鸟，其状如凫，青身而朱目赤尾，食之宜子"等有关不育症的治疗方法和药物记载。《内经》对男性生殖生理有了较为系统的认识和论述。《素问·上古真天论》有云"丈夫八岁，肾气实，发长齿更；二八，肾气盛，天癸至，精气溢泻，阴阳和，故能有子……七八，肝气衰，筋不能动，天癸绝，精少，肾藏衰，形体皆极；八八则齿发去。肾者主水，受五脏六腑之精而藏之，故五脏盛，乃能泻。今五脏皆衰，筋骨解堕，天癸尽矣。故发鬓白，身体重，行步不正，而无子耳"，确立了肾在男性生殖功能中的核心地位。随着年龄的变化，肾中精气及天癸的盈亏决定着男子的生育能力。汉代张仲景对男性不育症也有较多论述，将该病归属于虚劳范畴。《金匮要略·血痹虚劳病脉证并治》云"男子脉浮弱而湿，为无子，精气清冷"，认为男子精气亏虚、精冷不温是不育的主要病因病机。《神农本草经》称不育为"无子""绝育"，并记载了许多增强男性生育能力的药物，如五味子"强阴，益男子精"，对于男子不育症的理论基础和临床已形成基本的认识。隋代巢元方在《诸病源候论》中从病因学、症状学的角度，论述男性不育的病因和临床表现，认为凡失精、不射精均可致无子。将不育列为虚劳病类，认为"丈夫无子者其精如水，冷如冰铁……泄精，精不射出，聚于阴头亦无子"。唐代孙思邈认为男子无子之病因为"五劳七伤虚劳百病所致"，制订专治男性不育症的方剂"七子散"和"庆云散"，是继《神农本草经》之后，最早以种子类药物治疗男性不育症的方剂。南宋医家陈自明在《妇人良方》中强调，男子肾阴阳充实方能生育。他说："阴阳充实然后交而孕，孕而育，育而坚壮强寿。"可贵的是，他明确指出，无子并非都是女子之过，而首先要从男女双方的体质找原因。金元时期对男性不育症的病因病机已有较为透彻的了解，并为预防和治疗该病提供了晚婚晚育、避免近亲婚育等较为科学的方案，为男性不育症的诊治发展打下良好的基础。

（一）少精子症

少精子症是指生育期男性具备正常的性功能和射精功能，在禁欲 2~7 日后，3 次以上精液化验精子浓度小于 15×10^6/ml 或每次射精精子总数小于 39×10^6，而其他精液参数基本正常的病症。在导致男性不育的病症中，少精子症比较常见，但本病大多无明显临床症状，只是在因不育就医时，检查精液常规提示精子数量低于正常而被诊断。中医学虽然没有少精子症这一病名，但少精子症属于中医学"精少""精薄""精冷""无子"等范畴。《诸病源候论·虚劳无子候》云："丈夫无子者，其精清如水，冷如冰铁，皆为无子之候。"《辨证录·种嗣门》亦云："男不能生子者有六病，一精寒，二气衰，三精少，四痰多，五相火底，六气郁"，明确指出男性不育的病因分六种，可见古人早已认识到精少、精清、精冷皆令人无子。《金匮要略·血痹虚劳病脉证并治》云："男子脉浮弱而涩，为无子，精气清冷"，明确提出精冷的脉象为浮弱而涩。由精子减少而致男性不育的发病率较高，是男性不育的主要原因之一，占男性不育的 20%~30%。

1. 中医病因病机

少精子症病位主要在肾，且与肝、心、脾、肺等关系密切，病性有虚、有实或虚实夹杂。中医学常常将其病因分为肾精亏损、脾肾阳虚、气血两虚、湿热下注、气滞血瘀五种。但临床上所见更为复杂，或无证可辨，仅仅因婚后多年不育，经实验室检查而确诊，或表现为多种证型兼加。所以，临床处理需要辨证论治，三因制宜，或辨病与辨证相结合。

2. 西医病因

西医学认为，少精子症与内分泌、感染、精索静脉曲张、遗传、环境、药物等因素有关。内分泌因素如高泌乳素血症、肾上腺皮质增生、甲状腺疾病、糖尿病等与少精子症关系密切。另外，长期处于高温环境，从事有毒有害化学产品生产，接触放射性物质和强电磁辐射，均可影响睾丸生精功能。药物如利舍平、呋喃类药物、西咪替丁、柳氮磺吡啶、螺内酯、秋水仙素和部分抗生素、雷公藤制剂、癌症化疗药物等均可能导致少精子症。

3. 诊断标准

临床表现：患者多因不育症而就诊，一般无临床症状。也有因多年不育感到焦虑，或具有与原发性少精子症有关原发病的症状。如严重精索静脉曲张所致的阴囊坠痛，泌尿生殖系统慢性炎症引起的排尿异常、小腹不适、腰骶疼痛等。因不育而精神沮丧者较为普遍，可诱使性功能减退、阳痿、早泄等。部分可见睾丸发育不良，或有附睾僵硬、肿大、结节，或有精索静脉曲张，或有隐睾。精液分析：精液采集后 60 分钟内，精子密度低于参考值下限 15×10^6/ml，或一次射精精子总数小于 39×10^6。

4. 中医治疗

少精子症首辨虚实，次辨阴阳。治疗原则为虚证当补肾填精、补肾壮阳、补气养血，实证当清热利湿、活血化瘀。对临床表现不明显者，应从肾论治。

肾精亏损证治宜大补真元、滋肾填精，方用斑龙二至百补丸合七宝美髯丹加减；脾肾阳虚证治宜补脾益肾、温壮阳气，方用打老儿丸合右归丸加减；气血两虚证治宜补中益气、养血生精，方用八君子汤加减；湿热下注证治宜清热利湿、兼补阴精，方用龙胆泻肝汤合六味地黄汤加减；气滞血瘀证治宜行气活血、化瘀生精，方用血府逐瘀汤加减。同时配合中成药、针灸等治疗。

5.西医治疗

（1）激素疗法：可选用激素类药物，如促性腺激素、性腺激素释放激素激动剂（GnRHa）、他莫昔芬、雄激素等，以及芳香化酶抑制剂如来曲唑等。

（2）营养疗法：补充维生素，如维生素 A、维生素 E、维生素 C 等；还可使用胰激肽原酶、肉碱、精氨酸、谷胱甘肽、辅酶 Q10、锌、硒等；或使用含有维生素和微量元素的复合制剂，如维参锌胶囊、锌硒宝等。

（3）辅助生殖技术：可采用精子优化技术或分次冷冻保存精液行人工授精，严重少精子症可行 IVF 或 ICSI。

6.邢喜平主任医师临床经验

邢喜平主任医师认为，少精子症古代多责之于肾，但现代研究表明，少精子症与心、肝、脾、肺、肾五脏皆有关系，且有虚有实，或虚实夹杂。虚证不仅有肾阳虚，更有肾阴虚和气血两虚；实证有湿热下注和气滞血瘀之分。临床所见更为复杂或无证可辨，仅因婚后多年不育，经实验室检查而确诊，或表现为多种证型兼夹。所以临床处理需辨证论治，三因制宜，或辨病与辨证相结合。临床上邢喜平主任医师多采取补肾健脾、益气活血的自拟方，药物组成为：熟地黄、牡丹皮、泽泻、茯苓、山茱萸、山药、红花、鸡血藤、法半夏、陈皮、当归、黄芪、桑寄生、五味子、桑椹等。

特别强调的是，对于那些久经多种尝试治疗失败者，要适时推荐西医学辅助生殖技术，如 IUI、IVF 和 ICSI。在辅助生殖技术盛行的今天，要防止不论轻重放弃药物治疗，特别是具有独特疗效的中医药治疗手段，盲目选择辅助生殖技术；同时也要根据临床特点和疗效，适时选择西医学手段，尽可能达到生育目的。要扬长避短，取长补短，以免失治误治，贻误战机。

（二）弱精子症

弱精子症是指至少连续 3 次精液检查所得的结果中精子总活率小于 40%，或前向运动的精子少于 32% 的病症，是导致男性不育症的常见病因之一。本症与"精冷"有关，又称"精寒"，见《辨证录·种嗣门》"男子有泄精之时，寒气逼人，自难得子，人以为命门之火衰极，谁知心包之火不能助之也"，指出由命门及心包火衰所致。《千金翼方·补益》称本病为"精清"，认为"此由年少早娶，用心过差，接会汗出，脏皆浮满，当风卧湿，久醉不醒，及坠车落马僵仆所致也"，提出房劳、寒湿、酗酒及外伤瘀血为本病的致病因素。本病多因患者婚后 1 年以上未育或曾经生育而后 1 年以上未育，经精液分析，精子活力低下而确诊。

1. 中医病因病机

《素问·上古天真论》说：男子"二八，肾气盛，天癸至，精气溢泻，阴阳和，故能有子"。男子的生殖功能健全与否，有赖于肾中精气的充盈，生殖之精的强健；反之，若肾中精气亏虚，生殖之精衰弱，则影响生殖功能。其他脏腑、气血等也与生殖之精的生发有密切关系。也有因实而致者，表现为湿热下注，或气滞血瘀等。弱精子症的病机，以肾虚为本，湿热瘀毒为标。中医学常常将其病因分为肾阳不足、肾阴亏虚、气血两虚、血脉瘀阻、湿热下注五种。

2. 西医病因

西医学认为，本病由于生殖道感染引起精浆成分改变，或精索静脉曲张导致阴囊温度升高，局部血液微循环改变及氧化应激等，均可抑制精子的活力。其他原因有精液液化异常、自身免疫因素、内分泌因素，而克氏综合征、染色体异常，常与少精子症并见，从事高温作业、接触放射性物质、接触化学毒物、吸烟、饮酒等，易患此症。

3. 诊断标准

临床表现：育龄夫妇同居 1 年以上，性生活正常，未采取任何避孕措施，女方有受孕能力；或曾孕育而后 1 年以上未能孕育。男方精液分析：射精后 60 分钟内，室温下，精子总活率小于 40%，或前向运动的精子少于 32%。

4. 中医治疗

弱精子症以肾虚为本，湿热瘀毒为标。所以，在治疗时，应温补肾阳、培补元阳之气。同时，应根据辨证结果，适当兼顾清热利湿、活血通络、清热解毒等。

肾阳不足证治宜温肾壮阳，方用右归饮加减；肾阴亏虚证治宜滋阴补肾，方用知柏地黄丸加减；气血两虚证治宜益气养血，方用十全大补汤加减；血脉瘀阻证治宜活血通脉，方用桃红四物汤加减；湿热下注证治宜清热利湿，方用程氏萆薢分清饮加减。同时配合中药贴敷、中成药、针灸等疗法。

5. 西医治疗

内分泌功能低下者，可用他莫昔芬、氯米芬、雄激素治疗；性腺或附性腺炎症、结核者，可用抗炎抗感染、抗结核治疗；抗氧化或能量补充，可选用胰激肽原酶、左卡尼丁、辅酶 Q10、复合维生素等。

6. 邢喜平主任医师临床经验

邢喜平主任医师认为，弱精子症的病因病机以肾虚为本，湿热瘀毒为标，所以治疗时应当温补肾阳，培补元阳之气，同时根据辨证结果，适当兼顾清热利湿，疏郁行瘀，活血通络，清热解毒。故临床上多采用补肾、健脾、益气、祛湿、活血之品，已成为经验方，药物组成：熟地黄、山药、山茱萸、泽泻、茯苓、白术、黄芪、法半夏、陈皮、红花、鸡血藤、杜仲、补骨脂、桑椹、桑寄生等，临床上收效颇丰。

（三）死精子症

精液检查显示精子成活率降低，精液中存活精子低于58%者称为死精子症。本病属中医"无子""绝孕""不育"等范畴。死精子症是导致男性不育的病因之一，发病率占男性不育症的1%~2%。

1. 中医病因病机

中医学认为，本病的病因病机是肾气不足、阴虚火旺、湿热蕴结及气滞血瘀使生殖之精失养所致。治疗以补肾养阴，清热利湿，理气活血为主。

2. 西医病因

西医学认为，引起死精子症的原因除生精功能障碍外，还与精子所处的微环境异常有关，生殖系感染如附睾炎、前列腺炎、精囊炎等引起精浆成分的改变，从而影响精子的活力。大肠埃希菌、支原体等引起的感染，使精子活力降低或丧失。精索静脉曲张及维生素A、维生素E缺乏等引起精子生长发育不良而致死精症。长期禁欲也可出现死精子增多。

3. 诊断标准

临床表现：本病临床表现各异，有的毫无症状，有的伴有前列腺炎、附睾炎、精索静脉曲张和性功能障碍等。精液检查中存活精子低于58%即可诊断。

4. 中医治疗

死精子症的治疗多从肾着手，兼及肝、脾等脏。本病以肾虚为本，邪实为标，常表现为虚实夹杂之证。治宜标本兼顾，补肾填精，兼以祛邪。房室劳伤、肾气不足或肾阴亏虚者，病在肾，当补肾生精或滋肾降火；湿热外袭者，湿热蕴结精室，如嗜酒或过食辛辣肥甘，往往先犯脾胃，湿热内生，后侮肝而下注精室，病位多在肝脾，当清化湿热，育阴生精；精神抑郁，肝失疏泄，木郁化火或气滞血瘀，损伤肾精者，当疏肝理气，活血通络。

肾气不足证，治宜温补肾气，方用五子衍宗丸加减；阴虚火旺证，治宜滋阴降火，方用知柏地黄汤加减；湿热蕴结证，治宜清热化湿，育阴生精，方用四妙散加减；气滞血瘀证，治宜理气活血，化瘀通络，方用血府逐瘀汤加减。同时可配合其他治疗如药物外治（证属湿热性或气滞血瘀证者，可采用中药灌肠等）、针灸治疗。

5. 西医治疗

（1）生殖道感染者，如附睾炎、前列腺炎、精囊炎者，采用抗生素治疗，如复方新诺明、喹诺酮类、四环素类等。

（2）能量补充或抗氧化治疗：可以口服左卡尼丁口服液、胰激肽原酶、维生素 E 或其他复合维生素、辅酶 Q10 等。

（3）辅助生殖技术：药物治疗后精子质量改善，可择时进行人工授精或试管婴儿。

6. 邢喜平主任医师临床经验

邢喜平主任医师认为，死精子症多为虚实夹杂之证，以肾虚为本，邪实为标。肾虚者以肾虚为主，实者如湿热、瘀血等。治宜标本兼顾，补肾填精，兼以祛邪。一方面，在补虚时兼顾祛邪，使补而不滞；另一方面，驱邪时不忘扶正，以免攻伐太过，否则邪虽去而正亦伤，生精功能不能恢复正常，病难痊愈。在临床上，死精子症患者多见肾精亏虚、痰湿瘀血夹杂者，故治疗上多以六味地黄丸加味以补肾填精，佐以法半夏、陈皮、苍术、茯苓、薏苡仁、浙贝母等健脾祛湿，再加红花、鸡血藤、当归、赤芍以活血化瘀。

另外，积极治疗全身性疾病和泌尿生殖系感染，告知患者远离有毒之品和放射线等不良因素，纠正不良生活习惯，也是提高治疗本病疗效的关键。对严重死精子症甚至 100% 死精子症患者，经过一段时间治疗后，如果改善不大，应当推荐患者适时采取辅助生殖技术获得后代。

（四）无精子症

无精子症是指 3 次或 3 次以上精液离心后镜检未发现精子，同时排除不射精和逆行射精等。无精子症属中医"绝孕""无子""难嗣"

等范畴。《诸病源候论·虚劳无子候》指出："丈夫无子者，其精清如水冷如冰铁，皆为无子之候"；"泄精、精不射出，但聚于阴头，亦无子"。《内经》认为无子的原因为"天地之精皆竭"和"天癸竭"。无精子症占男性不育症的 15%~20%。

1. 中医病因病机

中医学认为肾藏精，主发育和生殖。肾脏精气的盛衰直接决定人体的生长、发育及衰老，亦直接影响性功能和生殖功能。生殖之精虽为肾中精气所化，但与五脏之精密切相关，五脏协调，精气充盛，气化有度，藏泄有常，是维持生殖功能的重要因素，可见无精子症与肾、肝、心、脾等脏腑功能有关，而与肾之关系最为密切。中医学常常将其病因分为肾精不足、气血亏虚、湿热下注、瘀血阻滞四种。

2. 西医病因

西医学认为，造成无精子症的原因主要为缺乏促性腺激素的刺激作用、生精功能障碍或生殖道梗阻。原发性生精功能障碍的病因主要包括无睾症、睾丸发育不全/隐睾、基因异常等先天性因素，以及睾丸肿瘤、外伤、睾丸扭转等引起的获得性病因。梗阻性无精子症根据梗阻部位分类可分为睾丸内梗阻、附睾梗阻、输精管梗阻及射精管梗阻。

3. 诊断标准

临床表现：据 WHO 的标准，夫妇婚后同居 1 年以上，未采取任何避孕措施仍然未受孕的称为不育，其中由于男方原因造成女方不孕者称为男性不育。无精子症是指射出的精液经离心沉淀后经显微镜观察，连续 3 次均未发现精子。

临床上无精子症分为三类：梗阻性无精子症、非梗阻性无精子症、混合型无精子症。梗阻性无精子症的临床表现为睾丸有正常生精功能，由于双侧输精管道梗阻导致精液或射精后的尿液中未见精子或生精细胞。非梗阻性无精子症包括各种下丘脑垂体疾病所致的生精功能改变，以及不同病因所致的原发性生精功能衰竭。混合型无精子症则表现为一侧或双侧睾丸小、质地软，血清 FSH 水平升高及存在其他生精功能障碍，同时存在梗阻因素。

4. 中医治疗

无精子症的中医治疗大多应用于非梗阻性无精子症及梗阻性无精子症患者术后辅助治疗，主要从虚、瘀、湿毒入手。肾精亏虚或肾阴阳俱虚，或脾胃虚弱，气血生化乏源；气虚血瘀或久病入络或寒积、痰湿内阻精道或外伤，致精道不畅，血失濡养而致无精；湿热毒虫、疫毒浸淫肾子而精难生。可见病因为肾精不足，生精乏源，精道瘀阻，湿热扰精，气血亏虚。病位主要在肾，与肝脾关系密切。治疗当分清虚实，辨明病位，随证治之。

肾精不足证治宜益肾温阳，佐以补精，方用金匮肾气丸和五子衍宗丸加减；气血亏虚证治宜益气健脾，养血生精，方用八珍汤加减；湿热下注证治宜清热利湿，消肿解毒，方用萆薢渗湿汤加减；瘀血阻滞证治宜活血化瘀通精，方用血府逐瘀汤加减。同时配合中成药治疗。

5. 西医治疗

（1）心理治疗及性技术指导：无精子症患者承受着巨大的心理压力，表现出不同程度的躯体化症状、复杂的情绪行为反应和社会适应不良。无精子症患者已成为不可忽视的生殖健康缺陷群体，迫切需要全社会参与来建立有效的支持系统和有针对性的心理干预，以帮助他们恢复家庭和社会功能，促进人类生殖健康。

（2）西药治疗：无精子症的西药治疗并无特效药，非梗阻性无精子症患者可以采用部分经验性药物治疗，虽然取得了一定疗效，但仍存在争议，主要有氯米芬、芳香化酶抑制剂（来曲唑）等。

（3）手术治疗：梗阻性无精子症可以采用外科手术治疗，主要根据梗阻的原因、程度、部位、性质和范围选择输精管道再通手术或辅助生殖技术治疗。近端输精管梗阻及附睾梗阻可进行显微外科输精管-输精管吻合术或附睾管-输精管吻合术；远端输精管梗阻，如儿童时期行斜疝或睾丸下降固定术导致单 / 双侧输精管损伤、大范围缺失时，不选择手术再通；射精管口梗阻可进行精囊镜探查术联合经尿道射精管切开术 / 射精管囊肿切除术。对非梗阻性无精子症、输精管缺如、输精管复通手术效果不理想者可实施睾丸 / 附睾取精术。常用的几种手术方法有经皮睾丸穿刺取精术、睾丸细针精子抽吸术、显微外科附睾精子抽吸术、显微外科睾丸切开取精术等，取精后采取辅助生殖技术。

（4）供精人工授精：对一般情况较差的患者（如睾丸容积 < 6ml、FSH 水平明显升高等）、克氏综合征患者，以及 AZFa、AZFb、AZFa+b 缺失的患者，直接建议供精人工授精治疗或领养。

6.邢喜平主任医师临床经验

邢喜平主任医师认为，无精子症的发生与肾、肝、心、脾等脏腑功能失调有关，与肾之关系最为密切。肾为先天之本，肾精不足，则生精乏源；脾为后天之本，脾虚运化失常，则水谷精微无法充养肾精。中医治疗无精子症，需做到辨证与辨病相结合，同时中西医并举。对梗阻性无精子症，应首先依靠现代医疗技术辨明梗阻原因及程度，适时采用西医疗法；而生精功能障碍患者一般表现为虚证，包括肾精亏虚、脾肾两虚等；原发性生精障碍可根据患者的具体情况采用适当的中西药物治疗，改善体内微循环，以期提高精液的质量。在临床上，邢喜平主任医师多以六味地黄汤合四君子汤加味以补肾健脾，再根据辨证结果，酌情加入活血、祛湿、益气之品。

如果药物治疗无效，通过睾丸活检获取精子行辅助生殖技术是最佳的治疗方案。如无法获得精子，可考虑求助于人类精子库。

治天宦方一

【原文】

治男令大方，苁蓉、牡蛎、石斛（各两），和香脂涂阴茎即大，验。

又方，柏子仁（五分），马阴筋（四分），术（七分），桂心（二分），附子（二分），右散，酒服方寸匕，日再服，廿日倍。

【解析】

此二方治疗阴茎短小，分为外用和内服。外用方将三药等分后用香脂调和外涂在阴茎上。内服方中马阴筋为马阴茎，术在原文中只有一个字，根据方意推断应为白术。苁蓉，见前条目。牡蛎，咸、涩，微寒，归肝、肾经；平肝潜阳，软坚散结，收敛固涩。《别录》："荣卫虚热去来不定，烦满，止汗，心痛气结，止渴，除老血，涩大小肠，止大小便，疗泄精、喉痹、咳嗽、心胁下痞热。"《本草备要》："咸以软坚化痰，消瘰疬结核，老血疝瘕。涩以收脱，治遗精崩带，止咳敛汗，固大小肠。"石斛，见前条目。柏子仁，甘，平，归心、肾、大肠经；养心安神，润肠通便。《本经》："主惊悸，安五脏，益气，除风湿痹。"《本草纲目》："养心气，润肾燥，安魂定魄，益智宁神"。"柏子仁性平而不寒不燥，味甘而补，辛而能润，其气清香，能透心肾，益脾胃"。马阴茎，甘、咸，温；补肾益气，治阳痿精衰，虚弱羸瘦。《本草经疏》云：马阴茎，察其功用，气平应作温，非甘温则不主伤中脉绝，以甘能补血脉，温能通经络故耳。阳衰则阴不起，而生长之道绝，咸温走下焦，补助真阳，则阴自起而精自暖，故能令人有子也。气属阳，阳得补，故能益气；肾藏志，肾气足，故能强志；甘温补血脉而助真气，故又能长肌肉肥健也。白术，苦、甘、温，归脾、胃经；补气健脾，燥湿利水，止汗，安胎。《本经》："主风寒湿痹死肌，痉，疸，止汗，除热，消食。"《本草汇言》："白术，乃扶植脾胃，散湿除痹，消食除痞之要药。脾虚不健，术能补之；胃虚不纳，术能助之。"桂心、附子见前条。

【现代药理研究】

1. 牡蛎　近10年来关于牡蛎的化学成分、药理作用的研究显示，牡蛎的化学成分包括糖原、牛磺酸、18种氨基酸、B族维生素、多糖、低分子活性肽及 Fe、Zn、Se 等矿物质和微量元素；药理研究表明，其有抗氧化、抗肿瘤、降血糖、调节免疫系统等作用[1]。

参考文献：

[1] 赵思远，吴楠，孙佳明，等. 近10年牡蛎化学成分及药理研究 [J]. 吉林中医药，2014，34（8）：821-824.

2. 柏子仁　柏子仁提取物有改善睡眠及抗抑郁作用[1-2]。

参考文献：

[1] 孙付军，陈慧慧，王春芳，等. 柏子仁皂苷和柏子仁油改善睡眠作用的研究 [J]. 世界中西医结合杂志，2010，5（5）：394-395.

[2] 王爱梅. 柏子仁水提物抗抑郁作用的实验研究 [J]. 光明中医，2016，31（11）：1559-1560.

3. 白术　白术通过激活 IL-6 作用过的离体人子宫平滑肌细胞的钙依赖性钾通道（BKCa）来维持妊娠时子宫平滑肌的膜电位和静息状态，提示白术在安胎方面有潜力[1]；能产生明显而持久的利尿作用，且能促使电解质特别是钠的排出[2]。白术挥发油具有抗前列腺癌及膀胱癌作用[3-4]。

参考文献：

[1] 章小莉，汪琳，徐龙，等. 白术对人妊娠子宫平滑肌细胞膜

钙依赖钾通道电流的影响［J］. 中国妇幼保健，2009，24（3）：366-368.

［2］陈敏珠，张毅. 白术的利尿作用［J］. 生理学报，1961（Z1）：227-237.

［3］孙伟桂，叶章群，王宏志，等. 白术挥发油对 LNCaP 与 DU145 细胞表达性激素和 PSA 等指标的影响及意义［J］. 中华泌尿外科杂志，2012（12）：947-950.

［4］杜永辉，史天良，米振国. 白术挥发油对人类膀胱肿瘤细胞 T$_{24}$ 生物学行为的影响［J］. 肿瘤研究与临床，2008（2）：80-82.

治天宦方二

【原文】

疗长。山茱萸（二两），食茱萸（二两），天雄（二两），右捣筛，蜜和为丸如梧子，一服二丸，日三服，日觉倍。（引王淑民《敦煌石窟秘藏医方——曾经散失海外的中医古方》）

【解析】

此方也用于治疗阴茎短小。山茱萸见前条。食茱萸，为药食兼用的本草，辛、苦，温，有毒，果实作药用，有温中、燥湿、杀虫、止痛的功效。《药性论》："治冷痹腰脚软弱，通身刺痛，肠风痔疾，杀肠中三虫，去虚冷。"《唐本草》："功用与吴茱萸同，少为劣耳，疗水气用之乃佳。"《本草拾遗》："治恶血毒，起阳，杀牙齿虫痛。"天雄，见前条。

【现代药理研究】

山茱萸、天雄，见前条目。

附

天　宦

天宦是指男性外生殖器先天发育不全或睾丸畸形及第二性征发育不全的一类疾病，是不育的因素之一。主要包括西医的先天性生殖器官发育不全、睾丸曲细精管发育不全、双侧隐睾等疾病。本病首见于《内经》，如《内经·五音五味》说："其有天宦者，未尝被伤，不脱于血，然其须不生，其何故也？岐伯曰：此天之所不足也，其任冲不盛，总筋不成，有气无血，唇口不容，故须不生。"清代陈梦雷《医部全录·脏腑身形》注："天宦者，谓之天阉。不生前阴，即有而小缩，不挺不长，不能生子，先天所生之不足也。"

一、中医病因病机

天宦主要是由先天精气不足、天癸虚损、冲任二脉不旺导致，同时与后天失养也有一定的联系。先天禀赋不足，肾中精气虚损，天癸亦随之而衰，虽至而不充盛，精血同源，精虚则血亏，冲脉不满，任脉失养，故阴器不发育，不仅阴茎短小，且胡须不生，缺少男性雄健之力，类似于宦官体型。因与生俱来，谓之天宦。

二、西医病因

西医学认为，引起先天性生殖器官不发育、隐睾等疾病的原因，主要与内分泌功能不正常、基因突变有关。主要有以下几种原因：低促性腺激素型性腺功能减退、高促性腺激素型性腺功能减退、性染色体或常染色体异常、先天性肾上腺皮质增生症、特发性小阴茎、基因突变等。

三、诊断标准

临床表现：患者阴茎短小，一侧或双侧阴囊发育不全，阴囊内睾丸细小，或阴囊内空虚无睾丸，在腹股沟触及较小的睾丸或不能触及。常常伴有不同程度肾精不足的症状，如发育迟缓、身材矮小、智力低下、动作迟缓、发脱齿摇、耳鸣耳聋、健忘恍惚等。

四、中医治疗

天宦的治疗以补益肝肾、填精生血为总则。肾精与肝血是人体阴精的主要组成部分，且精血互化，相互影响，故填精和生血是治疗的关键。但阴阳互生，孤阴不生，独阳不长，《类经附翼》云："阴不可以无阳，非气无以生形；阳不可以无阴，非形无以载气。故物之生也，生于阳，物之成也，成于阴。"《景岳全书》曰："善补阳者，必于阴中求阳，则阳得阴助，而生化无穷；善补阴者，必阳中求阴，以阴得阳升，则泉源不竭。"故天宦之治疗必阴阳互调。

先天不足证，治宜平补阴阳，益肾填精，方用人参鹿茸丸、益精升阳汤；命门火衰证，治宜益肾壮阳，常用斑龙丸、右归丸、金匮种子丹等。

五、西医治疗

对于小阴茎，内分泌治疗是主要的治疗方法，不同病因其治疗方法不同，应在准确诊断的基础上进行治疗。内分泌治疗包括：GnRH微量泵脉冲治疗、促性腺激素（如 FSH、LH、HCG）治疗、雄激素（睾酮及其衍生物）替代治疗等。对于内分泌治疗失败的青春期后的小阴茎患者，可在成年后选择手术治疗，手术方式主要有阴茎延长术、阴茎增粗成形术等。

六、邢喜平主任医师临床经验

邢喜平主任医师认为，临床上阴茎短小患者数量逐年增加，但要与隐匿性阴茎相鉴别。阴茎短小在古书中称为天宦，古代医家多责之于肝肾，认为禀赋不足、外肾失养为其主要病机。现代中医学认为，其主要病机为天癸不足、肝肾失充，与脾胃不健有关。《类经》说：

"阴器者，合太阴、厥阴、阳明、少阴之筋，以及冲、任、督之脉皆聚于此，厥阴属肝，肝主筋，故络诸筋而一之，以成健运之用。"治疗以补益肝肾、填精生血为主，选用血肉有情之品和温阳之药以振奋元阳，忌用苦寒攻伐之药。故本病早发现、早治疗尤为重要。

疗男子冷疾方

【原文】

取莨菪子二升，以冷水□①小须②淘③，有浮者沏下，又更□遍已来，方得浮者尽，即以□半日后煮得芽④出，乃取芭□皮膜⑤研碎，生附子五个，劈□置锅中，并莨菪炒，直待□火亦不得急，极干即取出□，禹余粮五两如紫色烂石，别□诸药中，大铁臼捣□桐大，每日空心酒下，□人虽有冷疾，只可服□，稣先生法。甚效验。（S.5435）

注释：

①□：为空缺字。②小须：即少时。③淘：原假为"掏"。④芽：原假为"牙"。⑤膜：原假为"瘼"，读 mò。

【解析】

莨菪子，苦、辛，温，有大毒。又名天仙子，具有解痉、止痛、安神、杀虫的作用。此处可温中止泻，散寒止痛，是致幻植物中的佼佼者，见《神农本草经》："多食令人狂走。久服轻身，走及奔马，强志，益力，通神。"《本经》："主齿痛出虫，肉痹拘急。"《别录》："疗癫狂风痫，颠倒拘挛。"《药性论》："生能泻人，热炒止冷痢，炒焦研细末，治下部脱肛。"《本草拾遗》："主疝癖，除邪逐风。"《日华子本草》："烧熏虫牙，洗阴汗。"一般用量为 0.06~0.6g。附子，大辛，大热；补火助阳，逐风除湿。详见前条目。禹余粮，为氢氧化物类矿物褐铁矿，主含碱式氧化铁；甘、涩，平，归胃、大肠经；固肠止血，收敛止血，止带。《本经》："主下赤白。"《本草求真》："禹余粮与赤石脂同，而禹余粮之质，重于石脂，石脂之温，过于余粮，不可不辨。"三药共为丸服，治男子腹冷痛、冷泻、冷痢等冷疾为佳。用方时当注意莨菪子、附子均为有毒之品，二药合用方中剂量要酌病情轻重掌握。《太平圣惠方》卷四十九："治积冷痃癖、不思饮食、羸困者。莨菪子三分，水淘去浮者，大枣四十九个。上件药以水三升，煮水尽。即取枣去皮核，每于食前吃一枚，粥饮下亦得，觉热即止。"此方与上方功用有相近之处，以备参考。

【现代药理研究】

1. **莨菪子（天仙子）** 莨菪子（天仙子）提取物能够抑制肠道、气管和膀胱组织的收缩，具有止泻、抑制分泌的作用[1]；能够改善丘脑－垂体－性腺轴和肾上腺轴激素水平的紊乱，提升血浆睾酮含量[2]；还具有抗炎、镇痛的效果[3]。

参考文献：

[1] Gilani AH, Khan AU, Raoof M, et al. Gastrointestinal, selective airways and urinary bladder relaxant effects of Hyoscyamusniger are mediated through dual blockade of muscarinic receptors and Ca^{2+} channels [J]. Fundam Clin Pharmacol, 2008, 22（1）：87-99.

[2] 周文华，朱波，陈琦君，等. 东莨菪碱对吗啡依赖大鼠下丘脑－垂体－性轴和肾上腺轴的影响 [J]. 中国药物滥用防治杂志，1998（6）：3-5.

[3] 王岩，白宗利，李军，等. 天仙子急性毒性、抗炎及镇痛作用研究 [J]. 中国中医药杂志，2008，6（2）：5-7.

2. **附子** 见前条目。

3. **禹余粮** 禹余粮在胃肠中能保护胃肠黏膜，庇护创面，能促进红细胞的新生[1]。其生品止血效果显著，锻品反而活血，醋品降低肠蠕动，对腹泻具有一定的治疗作用[2-3]。

参考文献：

[1] 胡魁. 禹余粮的医药地质学研究[J]. 中国矿业，2004（12）：5-9.

[2] 吴德康，陆平成，王春根，等. 禹粮石不同炮制品的抑菌、止血实验研究[J]. 中药材，1991（4）：27-28.

[3] 马瑜璐，刘圣金，房方，等. 不同矿物成因禹余粮的止泻作用[J]. 中国实验方剂学杂志，2019，25（5）：21-28.

三等丸方

【原文】

疗丈夫腰膝冷疼，脚气疼癣，疝气，一切风蛊，邪气鬼魅，痘瘴，时气，赤痢，少精，宽肠，余沥，盗汗，湿痒，少心力，健忘。须发先黑者，服后发不头白，但加黑乌润。已黄者，服经六十日变黑。若已白者，一如漆。坚牙齿，益筋力，四时常服三等丸方。地骨皮五两（阌乡），生干地黄三两（江宁），牛膝三两（河内），枳壳三两（炙，高州），覆盆子三两（华山），黄芪三两（原州），五味子二两，桃仁四两（微熬之，去皮，以鹿角锤于瓮碗中研之，如青，如粉），菟丝子四两（潞州，以清美酒浸三宿，去酒，叶捣之，筛下），蒺藜子四两（澜州，捣去尖，簸去土草，然后秤之），以上药并是大秤大两。上捣筛讫，先下桃仁，挼使相入，煮白蜜，掠去上沫，和药可丸，讫，更入臼捣三五百杵。打以蜡纸，后以厚白纸重裹，意者不欲薄，经恐泄药气。每日空服四十丸，日再服。如药绝，经十日白者即生，急即拔却，重衣服，药自孔之，便有黑者出，神妙不可言。以牛膝酒下尤妙，但以无清酒饮，汗暖薄浆及口中津液下药俱得络，不如没牛膝酒下，忌蒜、猪肉，终身不得犯，生韭、生葱亦不宜与吃。
（P.2882、3596）

【解析】

上方主要功效为补肾强筋骨。地骨皮，甘、淡，寒，归肺、肝、肾经；凉血退蒸，清肺降火。《本经》："主五内邪气，热中消渴，周痹。"《珍珠囊》："解骨蒸肌热，消渴，风湿痹，坚筋骨，凉血。"《汤液本草》："泻肾火，降肺中伏火，去胞中火，退热，不正气。"地黄、五味子，见前条。三药共有滋阴清热之功效。牛膝，见前条。桃仁，苦、甘、平，有小毒，归心、甘、大肠经；活血祛瘀，润肠通便。《别录》："止咳逆上气，消心下坚，除卒暴击血，破癥瘕，通月水，止痛。"《珍珠囊》："治血结、血秘、血燥，通润大便，破蓄血。"《本草经疏》："桃仁，性善破血，散而不收，泻而无补。过用之及用之不得其当，能使血下行不止，损伤真阴而害非细。"二药共有活血消癥之功效。覆盆子，甘、酸，微温，归肝、肾经；益肾，固精，缩尿。《别录》："益气轻身，令发不白。"《本草备要》："易肾脏而固精，补肝虚而明目，起阳痿，缩小便。"菟丝子、五味子，见前条。三药共有补益肝肾、固精明目、壮筋强骨之功效。黄芪，补中益气，详见前条。蒺藜子，又名刺蒺藜、白蒺藜，苦、辛，平，归肝经；平肝疏肝，祛风明目。《本经》："主恶血，破癥结积聚，喉痹，乳难。久服，长肌肉，明目。"《别录》："治身体风痒，头痛。"《本草求真》："宣散肝经风邪，凡因风盛而见目赤肿翳，并通身白癜瘙痒难当者，服此治无不效。"二药共有祛风明目、下气行血之功效。枳壳，性味归经、功用同枳实，但作用较和缓，长于行气宽中除胀；苦、辛，微寒，归脾、胃、大肠经；破气除痞，化痰消积。《本经》："主大风在皮肤中如麻豆苦痒，除寒热结，止痢，长肌肉，利五脏，益气轻身。"《别录》："除胸胁痰癖，逐停水，破结实，消胀满，心下急痞痛，逆气，胁风痛，安胃气，止溏泄，明目。"方中诸药均标明选用道地药材，体现出古医家选方用药之精良和准确。

【现代药理研究】

1. 地骨皮 地骨皮属于清虚热药，有着良好的退热功效，实验研究表明地骨皮有解热镇痛和降血糖作用[1-2]。

参考文献：

[1]高大威，刘志伟，刘智华，等. 地骨皮降血糖效果研究及成分分析[J]. 燕山大学学报，2007（3）：269-272.

[2]黄小红，周兴旺，王强，等. 3种地骨皮类生药对白鼠的解热和降血糖作用[J]. 福建农业大学学报，2000（2）：229-232.

2. 桃仁 研究表明，桃仁提取物具有抗血栓、抗心肌缺血损伤及抗氧化作用[1-3]。

参考文献：

[1]汪宁，刘青云，彭代银，等. 桃仁不同提取物抗血栓作用的实验研究[J]. 中药材，2002（6）：414-415.

[2]耿涛，谢梅林，彭少平. 桃仁提取物抗大鼠心肌缺血作用的研究[J]. 苏州大学学报（医学版），2005（2）：238-240.

[3]王亮. 桃仁多糖对 OH^- 及 O_2^{2-} 的清除研究[J]. 大连民族学院学报，2009，11（1）：96.

3. 蒺藜 现代医学研究证明，蒺藜具有显著的抗衰老、降血糖、降血脂、性强壮及提高人体中性激素含量等的作用，对肿瘤、高血压、细菌真菌感染、糖尿病等均有较好的疗效[1]。

参考文献：

[1]侯爽，陈长军，杨博，等. 蒺藜成分及主要药理作用研究进展[J]. 中国医药导报，2014，11（35）：156-159.

4. 枳实（枳壳） 有研究表明，枳实能明显抑制大鼠结肠头端和尾端的纵行肌肌条和环行肌肌条的自发收缩活动，有止泻作用[1]；能兴奋家兔离体阴道和子宫平滑肌，诱发肌条的节律性收缩活动及加快子宫环行平滑肌条收缩频率[2]。作用不同部位的平滑肌其作用不同，此研究有待进一步证实。另外有动物实验研究发现，枳实具有明显的抗血小板聚集及抑制红细胞聚集的作用，作用类似于阿司匹林[3]。

参考文献：

[1] 谢冬萍，李伟，瞿颂义，等. 枳实对大鼠结肠肌条运动的影响 [J]. 山东医科大学学报，2001（5）：437-438.

[2] 张惠勤，张荣斌，庞剑锋，等. 枳实对经产家兔离体阴道和子宫平滑肌收缩作用的实验研究 [J]. 华夏医学，2007（1）：8-9.

[3] 吉中强，纪文岩，宋鲁卿，等. 枳实对血瘀模型大鼠血栓前状态的影响 [J]. 山东中医杂志，2003（6）：360-362.

【现代临床应用】

李应存教授在运用敦煌三等丸方温肾补肝、通畅血脉的基础上，结合患者具体症状进行加减，临床治疗阳痿、腰痛等疾病，效果显著[1]。

参考文献：

[1] 梁永瑞，李应存，李鑫浩，等. 李应存教授运用敦煌三等丸方治疗男科疾病的验案举隅 [J]. 中国民族民间医药，2021（21）：115-117.

疗遗精方

【原文】

丈夫肾虚热客，数苦自泄不止方。白龙骨十分，牡蛎六分，车前子六分，韭子八分（熬令香），鹿茸八分（炙），酸石榴皮五分，獐骨八分（烧为灰），花苁蓉八分，上切，捣筛为散，温酒服之方寸匕，日再服，渐渐加至两匕。忌猪脍、油脂、肥滑物等。（P.2565）

【解析】

方中以白龙骨、牡蛎、獐骨止汗涩精，益精髓。白龙骨，即龙骨，甘、涩，平，归心、肝、肾经；镇惊安神，平肝潜阳，收敛固涩。《神农本草经》："咳逆，泄痢脓血，女子漏下，癥瘕坚结，小儿热气惊痫。"《别录》："汗出，夜卧自惊，恚怒……止汗，缩小便，溺血，养精神，定魂魄，安五脏。"《药性论》："逐邪气，安心神，止冷痢及下脓血，女子崩中带下，止梦泄精，梦交，治尿血，虚而多梦纷纭加而用之。"牡蛎，见前条。獐骨，甘，微温。《别录》："主虚损泄精。"《日华子本草》："益精髓，悦颜色。"鹿茸、花苁蓉壮元阳，补气血，补肾强筋。鹿茸，见前条。花苁蓉，即列当，又名草苁蓉，首见《开宝本草》，甘，温，无毒；补肾，助阳，强筋骨。《本草纲目》："主治男子五劳七伤，补腰肾，令人有子，去风血。"车前子清热利水；韭子补肝肾，暖腰膝。车前子，甘，寒，归肾、肝、肺经；利尿通淋，渗湿止泻，清肝明目，清肺化痰。《神农本草经》："主气癃，止痛，利水道小便，除湿痹。"《别录》："男子伤中，女子淋沥，不欲食。养肺强阴益精，令人有子，明目疗赤痛。"《本草纲目》："导小肠热，止暑湿泻痢。"韭子，辛、甘、温，归肾、肝经；温补肝肾，壮阳固精。《滇南本草》："补肝肾，暖腰膝，兴阳道，治阳痿。"《本草纲目》："治小便频数，遗尿，女人白淫白带。"《本经逢原》："惟肾气过劳，不能收摄者为宜。"石榴皮，酸、涩、温，归大肠经；涩肠止血。《别录》："疗下痢，止漏精。"《本草纲目》："止泻痢，下血，脱肛，崩中带下。"诸药共疗因肾虚引起的腰膝冷痛、阳痿遗精诸症。

【现代药理研究】

1.龙骨 龙骨水煎液具有镇静安神作用已得到证实[1]，而且天然龙骨具有增强免疫和促进损伤组织修复的药理作用[1-2]。

参考文献：

［1］王冬，刘颖，李廷利. 龙骨对自由活动大鼠睡眠时相的影响［J］. 时珍国医国药，2008（9）：2129-2130.

［2］李光旭，周旭，贺弋，等. 龙骨免疫作用的实验研究［J］. 江苏中医药，2003（4）：54-55.

2. 韭菜子　研究表明，韭菜子醇提取物具有雄性激素样作用，可调节性功能，增强性欲，缩短潜伏期，增加耐寒、耐疲劳和自主活动的作用[1-2]，类似于中医"温肾助阳"的作用。

参考文献：

［1］何娟，李上球，刘戈，等. 韭菜子醇提物对去势小鼠性功能障碍的改善作用［J］. 江西中医学院学报，2007（2）：68-70.

［2］王成永，时军，桂双英，等. 韭菜子提取物的温肾助阳作用研究［J］. 中国中药杂志，2005（13）：1017-1018.

3. 石榴皮　多个研究表明，石榴皮多酚有抑菌效果，对人前列腺癌 PC-3 细胞增殖具有抑制作用，能抑制前列腺癌的侵袭转移[1-2]；对大鼠非细菌性前列腺炎和细菌性前列腺炎具有抑制作用，其机制可能与改善酸性磷酸酶活性、氧化应激等相关[3]。

参考文献：

［1］王春梅，马桂芝，高晓黎，等. 石榴皮多酚对人前列腺癌 PC-3 细胞增殖及凋亡的影响［J］. 西北药学杂志，2013，28（3）：271-274.

［2］潘正波，张海涛，蔡海荣，等. 石榴皮鞣质对前列腺癌细胞侵袭转移影响的研究［J］. 实用药物与临床，2020，23（2）：117-121.

［3］邝宁子，何银，徐真真，等. 石榴皮提取物对大鼠实验性前列腺炎的影响［J］. 中药材，2009，32（2）：235-239.

附

遗　精

遗精是指男性青春期后非性活动而出现精液遗泄的病症，有梦遗与滑精之分。其中睡眠中因性梦发生的谓之"梦遗"；无梦而遗，或者清醒状态下无性活动而精液流出则称"滑精"。两者临床表现虽有差异，但是病因基本一致，故将其概括为遗精论治。青春期后男子长期无手淫或性生活等形式排精，每月遗精2~3次且不伴有其他不适，则为生理现象。

遗精表现首载于《灵枢·本神》："恐惧不解则伤精，精伤则骨酸痿厥，精时自下"；张仲景《金匮要略·血痹虚劳脉证并治》称之为"男子失精"，并以桂枝加龙骨牡蛎汤治疗；巢元方《诸病源候论·虚劳病诸候》对此以肾气虚立论；已知资料中"遗精"病名首次出现于《普济本事方》"治遗精梦漏锁不固"，提出"下元虚惫，精不禁者，宜服茴香丸"；朱丹溪《丹溪心法·遗精》提出"精滑专主湿热"，并以清利湿热治之；张景岳《景岳全书·遗精》从五脏虚实论述翔实而完备；程钟龄《医学心悟》以有梦无梦分心、肾病机不同而治；黄元御《四圣心源·精遗》以肾寒脾湿、木郁风动立论，玉池汤构思精巧。历代医家学术经验至今仍有效地指导着临床实践。

一、中医病因病机

遗精以精关失固为病理表现，但病因有虚实之别，亦有五脏归属之不同。遗精初起、年轻体壮者，多为心火、肝火及湿热扰动之实证、热证或阴虚火旺，扰动精室；久病体衰，滑脱不禁伴有各种虚衰表现者，则常为脾肾虚寒，精关不固。病因主要分为以下几种类型：阴虚火旺、心肾不交、心脾两虚、湿热扰动、肾虚不固。

二、西医病因

西医学认为，遗精危险因素有：性刺激环境、纵欲手淫、过度疲劳、炎症刺激、心理因素、物理因素等。遗精分为生理性遗精和病理性遗精。生理性遗精不是一种疾病，而是一种生理现象。引起病理性遗精的原因有体质因素、精神因素、局部病变。其中体质因素主要包括大脑皮质功能不全、射精中枢病理性兴奋、性腺早熟；局部病变主要包括包茎、包皮过长、尿道炎、前列腺炎等；精神因素多为精神因素，如恐惧、紧张、忧郁、焦虑、受凉、夫妻感情不和、过度疲劳等。

三、诊断标准

睡眠中遗精，伴随性梦与否均可，每周 2 次以上，严重者可一夜多次或者连续数日遗精；或清醒状态下无性刺激及性交射精愿望情况下发生精液遗滑。常伴随精神委靡、腰膝酸软、头昏、耳鸣眼花、记忆力下降、注意力不集中等虚弱证候；或伴随尿频尿急尿痛、包皮垢增多或包茎、阴囊潮湿、少腹会阴等局部疼痛不适等症状。部分患者思虑过度，多疑善感，精神压力过大。

四、中医治疗

遗精辨证首分虚实。实则清泄，虚则补益固涩，虚实夹杂则清补兼施。年轻体壮或遗精初期实证居多，常见心火过旺或湿热下注证型，以消心安神或清热利湿为主，慎用补益固涩以防敛邪而缠绵难愈；久病或身体虚弱者，则多以脾肾不足为主，当健脾益气、益肾固涩为先。除遗精主症之外，兼夹症状可根据病情虚实，不可先入为主，犯虚虚实实之戒。

阴虚火旺证治以滋阴降火，收涩固精，方用知柏地黄丸加减；心肾不交证治以清心安神，滋阴补肾，方用黄连清心饮合三才封髓丹加减；心脾两虚证治以益气健脾，宁心安神，方用妙香散合水陆二仙丹加减；湿热下注证治以清热利湿，方用龙胆泻肝汤或四妙散加减；肾虚不固证治以益肾固精，方用天雄散合金锁固精丸。同时配合心理疗法、药物外治、针灸治疗等。

五、西医治疗

治疗方法主要包括非手术治疗和手术治疗两大类，其中非手术治疗包括生活方式的改变、盆底肌锻炼、性心理治疗、基础疾病控制、激素治疗、抗菌药物等。

手术治疗有包皮环切术、阴茎背神经切断术等。

六、邢喜平主任医师临床经验

邢喜平主任医师认为，遗精虽以肾失封藏、精关不固为病机，但与脾气亏虚、心火偏亢、肝经湿热等相关。遗精治疗应审证求因，辨证论治，切勿单纯益肾固涩。临床上不少医家但见遗精，即滥用补益固涩之品，然虽获效，仍有不少患者症状无明显改善。邢喜平主任医师针对肾气不固者，喜用九子丹加减，收效较好，其药物组成为：桑椹、五味子、建莲子、石莲子、枸杞子、菟丝子、蛇床子、金樱子、女贞子。

遗精者除少数因先天禀赋不足之外，其发病多与患者不良生活方式、生活习惯紧密相关。在药物治疗的同时，必须充分利用诊疗时机"告之以其败，语之以其善，导之以其所便，开之以其所苦"，加强思想、健康教育，才能提高临床疗效，减少复发。

三黄丸方

【原文】

疗男子五劳七伤，消渴中脱肉，妇人带下，手足寒热。

春三月黄芩四两，大黄四两，黄连四两。

夏三月黄芩六两，大黄一两，黄连七两。

秋三月黄芩六两，大黄二两，黄连三两。

冬三月黄芩三两，大黄五两，黄连二两。

凡三物，随时令捣筛，白蜜和丸，丸如大豆，服五丸，日三服。如不觉，增至服七丸，米饮下。服一月百病皆瘥。（P.3378）

【解析】

黄芩，苦，寒，归肺、胃、胆、大肠经；清热燥湿，泻火解毒，凉血止血，除热安胎。《本经》："主诸热黄疸，肠澼泄痢，逐水，下血闭，恶疮疽蚀火疡。"《珍珠囊》："凉心，治肺中湿热，泻肺火上逆……安胎。"《本草正》："枯者清上焦之火，消痰利气，定喘咳，止失血，退往来寒热，风热湿热，头痛，解瘟疫，清咽，疗肺痿、乳痈发背，尤去肌表之热，故治斑疹、鼠瘘、疮疡、赤眼；实者凉下焦之热，能除赤痢，热蓄膀胱，五淋涩痛，大肠闭结，便血，漏血。"此处用之泻实火，除湿热，祛壮热烦渴。大黄，苦，寒，归脾、胃、大肠、肝、心经；泻下攻积，清热泻火，止血，解毒，活血祛瘀。《本经》："下瘀血，血闭寒热，破癥瘕积聚，留饮宿食，荡涤肠胃，推新致新，通利水谷，调中化食，安和五脏。"《本草纲目》："下利赤白，里急腹痛，小便淋沥，实热燥结，潮热谵语，黄疸，诸火疮。"《药品化义》："大黄气味重浊，直降下行，走而不守，有斩关夺门之力，故号将军。专攻心腹胀满，胸胃蓄热，积聚痰实，便结瘀血，女人闭经。"此处主要为泻热毒，破积滞，行瘀血。黄连，苦，寒，归心、肝、胃、大肠经；清热燥湿，泻火解毒。《本经》："主热气目痛，眦伤泣出，明目，肠澼腹痛下痢，妇人阴中肿痛。"《珍珠囊》："其用有六：泻心火，一也；去中焦湿热，二也；诸疮必用，三也；去风湿，四也；治赤眼暴发，五也；止中部见血，六也。"此处主要为泻火燥湿解毒，止消渴。王淑民解："此方与《金匮要略方论》之泻心汤药物组成相同，剂量不同，主治亦不同。泻心汤主心气不足、吐血、衄血。《千金要方》卷二十一'消渴第一'三黄丸与上方相同，故据校补。"三方药物相同，因四时季节变化剂量，可起到不同的治疗效果。

【现代药理研究】

1. 黄芩 结果表明，黄芩素通过降低热应激诱导的睾丸氧化还原反应，增强热休克蛋白 Hsp70 活性及抑制生精细胞凋亡机制，以保护小鼠生殖系统功能[1]。黄芩水煎液抑制机体对水的重吸收作用，进而起到利尿作用[2]。黄芩提取物对干酵母所致的大鼠发热有显著的解热作用[3]。黄芩苷抑制小鼠体内炎性介质前列腺素 E_2（PGE_2）的合成，减轻炎症反应[4]。

参考文献：

［1］郭艳. 黄芩素对热应激诱导的雄性小鼠生殖系统损伤的保护作用［D］. 长春：吉林农业大学，2019.

［2］陈平平，张亚男，高鑫，等. 基于水通道蛋白的黄芩利水作用研究［J］. 中医药信息，2018，35（1）：1-5.

［3］孟庆刚，王微，李强，等. 黄芩解热作用的谱效关系研究［J］. 北京中医药大学学报，2011，34（6）：379-383.

［4］王玮，吴莹瑶，卢岩，等. 野黄芩甙抗炎作用的实验研究［J］. 中国医科大学学报，2003（6）：26-27.

2. 大黄 大黄泻下、止血药理作用已经明确。另外有研究发现，大黄酸能改善大鼠的生精功能，增加精子数量，提高精子活动率，降低畸形率[1]。大黄素具有良好的抗膀胱癌活性，可诱导膀胱癌细胞凋亡[2]。

参考文献：

［1］王文永，王蕊，刘东新，等. 大黄酸对镉致雄性大鼠生殖毒性的干预作用［J］. 中国煤炭工业医学杂志，2016，19（10）：1466-1468.

［2］王伟，尤伟杰，李辉. 虎杖有效成分大黄素抗膀胱癌作用的分子机制研究［J］. 空军医学杂志，2012，28（3）：123-125，131.

3. 黄连 黄连主要成分是黄连生物碱，其中主要是小檗碱和黄连碱。研究表明，黄连生物碱具有抗血小板的凝聚、降糖、抗氧化、调节卵巢功能等作用[1-4]。

参考文献：

［1］马航，胡愁然，邹宗尧，等. 黄连生物碱降糖作用研究及构效关系初探［J］. 中国药理学通报，2015，31（11）：1575-1579.

［2］张跃辉，赵微，韩延华，等. 黄连素对痰湿型多囊卵巢综合征大鼠的治疗作用及疗效机制研究［J］. 中华中医药学刊，2019，37（8）：1807-1812.

［3］李云，王炜，尹登科，等. 黄连多糖不同组分抗氧化活性比较研究［J］. 安徽中医药大学学报，2015，34（1）：66-69.

［4］王萌影. 黄连素对多囊卵巢综合征（pcos）大鼠的疗效及作用机制探讨［D］. 哈尔滨：黑龙江中医药大学，2015.

疗睾丸肿大方

【原文】

治男子卵肿如斗然，缩入腹中，痛不可忍方。

灸脚内踝上，日三壮，愈。不瘥复肿，灸二；不瘥，更灸壮。男左女右。

屈两足指甲白肉际，灸随年。（P.3960）

【解析】

据王淑民注上第一方男子卵肿如斗，灸脚内踝上，此与《千金要方》卷二十四"卵偏大上入腹，灸三阴交，在内踝上八寸，随年壮"记文相同，可参阅。第二条在上条之后，虽缺病症名，但据上下文义当仍为治男子阴卵肿大方。《千金要方》卷二十四："男阴卵大癀病，又灸足大拇指内侧去端一寸赤白肉际，随年壮，双灸之。"此方与上方相近，可参阅。两条都是治疗睾丸肿大方。

疗男子阳痿方

【原文】

男子不起，取天麻末蜜和为丸，如梧子，日服十，益健。又可捣取汁，酒下。（P.3960）

【解析】

天麻，甘，平，归肝经；息风止痉，平抑肝阳，祛风通络。《神农本草经》："久服益气力，长阴，肥健，轻身，增年。"《开宝本草》："主诸风湿痹，四肢拘挛，小儿风痫、惊气，利腰膝，强筋力。"《名医别录》云："天麻味辛，无毒……利腰膝，强筋力，久服益气轻身长生。"《日华子》云："（天麻）味甘，暖助阳气，补五劳七伤，鬼疰蛊毒，通血脉，开窍，服无忌。"现在的高等医学院校教材《中药学》将天麻列为平肝息风药，功效中也没有治疗阳痿的作用，但据上列举的经典文献可知，天麻可疗男子阳痿不起。

【现代药理研究】

1. 天麻 天麻提取物主要作用于神经系统和内分泌系统。作用于神经系统，可镇静催眠，降低大脑皮质的兴奋性，抑制癫痫的形成[1-2]；作用于内分泌系统，主要有降糖、降脂作用[3]。

参考文献：

[1]邹宁，吕剑涛，薛仁余，等. 天麻素对小鼠的镇静催眠作用[J]. 时珍国医国药，2011，22（4）：807-809.

[2]陈小银,田礼义. 天麻素对戊四氮致痫大鼠海马氨基酸递质的影响[J]. 天津中医药,2009,26(6):476-478.

[3]韩磊,乔爱敏,刘青. 天麻素的抗糖尿病作用实验[J]. 华侨大学学报(自然科学版),2013,34(6):682-686.

附

阳　痿

阳痿是指男性除未发育成熟或已到性欲衰退时期,性交时阴茎不能勃起,或虽勃起但勃起不坚,或勃起不能维持,以致不能完成性交全过程的一种病症。阳痿一症,最早记载于《马王堆医书·养生方》,书中将其称为"不起"。《内经》中称之为"阴痿""筋痿"。明代周之干首次以"阳痿"命名本病,在《慎斋遗书·阳痿》中有"阳痿多属于寒"的记载。阳痿与阳萎病名通用。其特点是成年男性虽有性的要求,但临房阴茎萎软,或举而不坚,或虽坚举而不能保持足够的勃起时间,阴茎不能插入阴道完成性交。阳痿是常见的男性性功能障碍,我国城市男性的阳痿总患病率为26.1%,而40岁以上中老年男子阳痿的患病率为40.2%~73.1%,且随年龄增长而上升,60岁以上尤为明显。目前西医学将"阳痿"改称为勃起功能障碍。

一、中医病因病机

阳痿的病因病机比较复杂,但总与肝、肾、心、脾功能失调密切相关。年龄较小或体质强壮者,其病多与心肝有关,是心神与情志之变;年龄较大或体质衰弱者,又多与脾肾相联系,是虚损之疾。然其理归结到一点,阳痿乃阳道不兴,功能失用之故,其基本病理变化多为肝郁、肾虚、血瘀。病因主要分为以下几种类型:情志所伤、湿热伤筋、心脾两伤、气滞血瘀、脾胃不足、药病损伤、色欲过度。

二、西医病因

西医学认为,阳痿的危险因素有年龄、心血管疾病、药物、生活习惯（吸烟、酗酒、吸毒）、生活状况等。引起阳痿的原因有器质性和心理性两大类。其中器质性原因主要包括血管性原因、神经性原因、内分泌性原因、阴茎本身疾病、手术、外伤及药物性因素等；心理性原因多为精神因素，如恐惧、紧张、忧郁、焦虑、夫妻感情不和、体力和脑力过度疲劳等。

三、诊断标准

在性刺激和性欲情况下，临房阴茎不能勃起或勃起不坚，勃起时间短促，很快疲软，以致不能进行或完成性交，并持续 3 个月以上，但须除外阴茎发育不良引起的性交不能，常伴有头晕、心悸、精神不振、夜寐不安、胆怯多疑等症状。患者多思虑无穷，多疑善感，精神压力大。

四、中医治疗

阳痿的治疗主要从肝肾着手，兼及心脾，以疏肝、补肾、活血为总则，反对滥用燥烈温补。功能性阳痿以中医药治疗为主，器质性或混合性阳痿以综合疗法为主治疗。年轻而体壮者病多在心肝，实证占多数，治以调和心肝为主；年老体弱者，病多在脾肾，虚证或者虚实夹杂证占多数，治以调补脾肾为先。"因郁致痿"或"因痿致郁"均有肝郁的存在，不论何因、何证或病程新久，均可适当加入解郁和活血之品。

肝气郁结证治宜疏肝解郁，方用逍遥散加减；湿热下注证治宜清热利湿，方用龙胆泻肝汤或柴胡渗湿汤加减；脾胃虚弱证治宜补益脾胃，方用参苓白术散加减；气血瘀阻证治宜行气活血，通脉振阳，方用血府逐瘀汤加减；心脾两虚证治宜补益心脾，方用归脾汤加减；惊恐伤肾证治宜宁神益肾，方用天王补心丹或启阳娱心丹加减；肾阴亏虚证治宜滋补肾阴，方用左归丸或二地鳖甲煎加减；肾阳不足证治宜温肾助阳，方用右归丸加减。同时配合药物外治、针灸等疗法。

五、西医治疗

对于阳痿治疗方法包括非手术治疗和手术治疗两大类，其中非手术治疗又分为特异性和非特异性治疗。非特异性治疗包括生活方式的改变、用药的改变、盆底肌锻炼、性心理治疗、基础疾病控制、激素治疗等；特异性治疗包括口服 5 型磷酸二酯酶抑制剂（西地那非、他达拉非等）、真空负压吸引、海绵体内注射（前列腺素 E_1、罂粟碱、酚妥拉明）等。

手术治疗有阴茎勃起功能障碍的血管手术治疗、假体植入治疗等。

六、邢喜平主任医师临床经验

邢喜平主任医师认为，阳痿一病，非独肾虚所为，临床上阳痿患者单纯肾虚者较少，情志因素引起的肝气郁结、肝失疏泄，以及湿热下注、气滞血瘀者较多。其病机虽然比较复杂，但总与肝、肾密切相关，与心、脾有关。其基本病理变化为肝郁、肾虚、血瘀。治疗主要从肝肾着手，兼治心脾，以疏肝、补肾、活血为总则，反对滥用燥烈温补之品。不论"因郁致痿"或"因痿致郁"者，均有肝郁存在。无论病程新久或何因、何证者，均可适当加入解郁、活血之品，以截断"郁"对阳痿的影响，从而提高临证疗效。故临床上多用补肾、疏肝、活血之品，譬如淫羊藿、鹿角霜、九香虫、锁阳、补骨脂、肉苁蓉、柴胡、香附、刺蒺藜、当归、赤芍等药物。同时根据患者舌苔，酌情加入祛湿健脾等药物，例如半夏、陈皮、苍术、薏苡仁等。

尿血方

【原文】

取体髋骨烧作灰，服一撮。

又方，取生地黄一小升，研。以酒半升、汁一服。

又方，取卷柏、海藻、蒺藜子、铁精各等分，捣下和丸，如梧子大，每服十丸。

又，以手第二指横约纹足大趾上尽一指外，灸随年壮。男左女右。（引王淑民《敦煌石窟秘藏医方——曾经散失海外的中医古方》）

【解析】

髑骨，即死人头骨，《本草纲目》天盖骨条："治肺痿乏力，羸瘦骨蒸。"近现代已不用此药，不再详解。

用生地清热凉血，止血益阴，当治血热妄行之尿血。

卷柏，辛，平，归肝、心经；生用活血通经，炒用止血。《本经》："主五脏邪气，女子阴中寒热痛、癥瘕、血闭、绝子。"《别录》："止咳逆，治脱肛，散淋结，头中风眩，痿躄，强阴益精。"《日华子本草》："镇心，除面皯，头风，暖水脏。生用破血，炙用止血。"蒺藜子，疏肝息风敛血，详见前解。海藻，味苦、咸，性寒，归肝、胃、肾经；软坚散结、消痰、利水。《本经》："主瘿瘤气，颈下核，破散结气，痈肿癥瘕坚气，腹中上下鸣，下十二水肿。"《别录》："疗皮间积聚，暴溃，留气，热结，利小便。"《药性论》："治气痰结满，疗疝气下坠，疼痛核肿，去腹中雷鸣，幽幽作声。"铁精，辛、苦，性平、微温，归心经；镇惊安神，消肿解毒。《本经逢原》："破胃脘积血作痛。"《本草汇言》："铁精，疗惊痫，安心气，拔疗毒，止小儿阴溃脱肛之药也。因火盛气法，而神情浮越不静者，服之立安。倘由劳倦神疲，气虚魄乱，神不守舍，以致惊痫烦溃者，非所宜用也。"

【现代药理研究】

海藻 海藻硫酸多糖对睾丸氧化损伤具有保护作用，在生育力保存中已取得重要成果[1-2]。

参考文献：

[1]郑文. 海藻硫酸多糖对高功率微波辐射致大鼠氧化损伤防治作用及机制研究［D］. 合肥：安徽医科大学，2016.

［2］田婷，周平. 海藻糖在生育力保存中的应用［J］. 国际生殖健康／计划生育杂志，2015，34（3）：248-250.

附

尿　血

尿血是指小便中混有血液甚至血块的一种病证，属中医"血证"范畴。《黄帝内经》称其为"溲血""溺血"。张仲景在《金匮要略》中首次提出尿血病名："热在下焦者，则尿血，亦令淋秘不通。"正常情况下，血液在心气的推动、肝气的疏泄及脾气的统摄下，行于脉道之中，循环不已。正如唐容川《血证论·吐血》言："平人之血，畅行脉络，充达肌肤，流通无滞，是谓循经，谓循其经道之常也。"而尿血属血证之一，为血液不循常道，下泄于前阴所形成的病证。

一、中医病因病机

尿血的病位在肾及膀胱，其主要病机是热伤脉络或脾肾不固，血入水道而成尿血。尿血一证多因热扰血分所致。热积肾与膀胱为其主因，心与小肠之火下移，损伤脉络，迫血妄行，亦致尿血。其发病原因有三：一是因为酒色欲念，相火妄动，损耗肾阴，阴虚内热，络伤血溢而成尿血。二是由于烦劳无度，损耗心阴，心火亢盛，移热小肠，迫血妄行而尿血。三是饮食劳伤，损伤脾肾。脾伤中气不足，无权通血，血随气陷；肾伤则下元空虚封藏失职，血则妄行而成尿血。

二、西医病因

西医学认为，引起尿血的病因有很多，最常见的有泌尿系感染、泌尿道结石、泌尿道肿瘤、泌尿系结核、外伤、肾下垂、左肾静脉受压综合征、运动等。

三、诊断标准

尿血是指小便中混有血液甚至血块的一种病证，一般指肉眼血尿而言。

四、中医治疗

尿血的治疗当辨证候之缓急、病性之虚实、火热之旺盛。实热多由感受热邪所致，治应清热泻火；虚热多由烦劳过度，耗伤阴精，或热邪耗阴，正虚邪恋所致，治应滋阴降火。脾肾不固所致则主要由于饮食不节、劳伤过度、年老体衰及久病迁延等原因引起。脾虚则中气不足，统血无权，血随气陷，治当补脾摄血；肾虚则下元空虚，封藏失职，血随尿出，治当补肾固摄。

下焦湿热证治宜清热利湿、凉血止血，方用小蓟饮子加减；肾虚火旺证治宜滋阴降火、凉血止血，方用知柏地黄丸加减；脾不统血证治宜补中健脾、益气摄血，方用归脾汤加减；肾气不固证治宜补肾益气、固摄止血，方用无比山药丸加减。

五、西医治疗

尿血的治疗方法包括非手术治疗和手术治疗两大类。其中非手术治疗包括一般疗法和药物疗法，如卧床休息、减少剧烈运动、大量饮水、止血药物、抗生素治疗等；手术治疗有体外碎石波术、肾移植等。

六、邢喜平主任医师临床经验

邢喜平主任医师认为，尿血一病临床屡见不鲜，是血证的一种，其病位在肾和膀胱，由各种病因引起，为血溢脉外进入尿道所致。临床上，实证多为下焦湿热，虚证多为脾肾不足、固摄无权所致。治疗上须以"实则泻之，虚则补之"为原则，辨证治之，一般都可取得较好疗效。随着泌尿系肿瘤的高发，临床上对尿血一症进行治疗时，须排除泌尿系肿瘤，适时采用中西医结合疗法，以期达到最好疗效。

第二章

敦煌医书
养生方

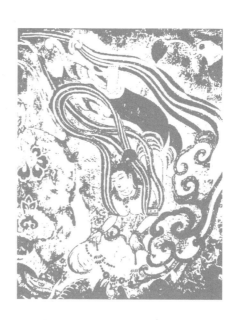

常服补益方

【原文】

干地黄六两，苁蓉三两，牛膝三两，菟丝子二升（酒浸七日，别捣），巴戟天五两（去心），远志二两，桂心二两，五味子五两。

上捣筛，蜜和为丸，丸如梧子。以酒服三十丸，日再度服，服别稍稍加至六七十丸，无所忌。（P.2565）

【解析】

上方肉苁蓉、牛膝、菟丝子、巴戟天、五味子补益肝肾，益精髓，壮筋骨；干地黄滋阴养血；桂心温中助阳；远志宁心安神。诸药详见前解。

四时常服方

【原文】

菟丝子三升（酒浸），茯神五两，人参三两，远志三两，桂心二两。

上捣筛为散，以酒服之方寸匕，日再服，服别渐加至三匕。日忌大醋、热面，余并无妨。

前件方去年已服，微觉得力，为近来肠胃不调，又钟乳丸讫，今更请依此方服一剂。加：蛇床子三两，肉苁蓉三两，巴戟天三两。上加三味以外，并依旧方，服法亦准旧。（P.2565）

【解析】

上方一为补益方。方中菟丝子补肝肾，益精髓；茯神、远志健脾和中，宁心安神；人参、桂心温中助阳，益气生津。上方二是在服用前方的基础上，又出现肠胃不调，加之又服食"钟乳丸"，故服用前方，且加入蛇床子、巴戟天温肾助阳壮筋骨，肉苁蓉补肾益精，润燥滑肠。其中茯神性味同茯苓，甘、淡，平，归心、脾、肾经，有宁心安神之功效，专用于心神不宁、惊悸、健忘等。其余诸药见前解。

【现代临床应用及研究】

张亚维[1]等发现，敦煌四时常服方对机体脂质过氧化有保护作用，防止体内自由基的产生，可降低机体肾脏损伤程度。同时发现四时常服方可使镉染毒大鼠血清钙、磷、骨钙素显著增加，明显降低血清碱性磷酸酶、抗酒石酸酸性磷酸酶 5b、尿素氮，对于镉染毒大鼠骨和肾功能具有一定的恢复作用。罗继红[2]等研究表明，四时常服方可以明显提高镉染毒大鼠脾脏指数和 IL-2 水平、降低大鼠 TGF-β1 水平，揭示四时常服方可能是通过调节机体细胞因子的表达，从而纠正和改善机体的免疫功能。柳鹏瑶[3]等通过动物实验发现，四时常服方可明显降低镉染毒大鼠血清 ALT 含量和肝组织中的 SOD 水平，显著提高肝组织中 MDA 水平、肝脏指数，从而对镉染毒大鼠肝氧化损伤有一定的恢复作用。翟校浦[4]研究发现，敦煌四时常服方能够改善大鼠学习记忆功能，在治疗 MCI 及早期 AD 中，敦煌四时常服方能够起到较好作用，其作用机制可能是降低 P35、CDK5 蛋白的表达，提升 ERK 蛋白表达。叶红[5]等发现，临床上随证化裁敦煌四时常服方治疗鼻渊，具有补肝益肾、补肺固表、填精益髓、治标固本之功效，古为今用，收效颇佳。

参考文献：

［1］张亚维，颜春鲁. 敦煌医方四时常服方对镉染毒大鼠骨和肾

功能的影响［J］. 中国中医骨伤科杂志，2017，25（4）：1-4.

　　［2］罗继红，颜春鲁，安方玉，等. 四时常服方对氯化镉染毒模型大鼠免疫和抗氧化功能的影响［J］. 中医学报，2018，33（4）：620-624.

　　［3］柳鹏瑶，颜春鲁，刘永琦，等. 敦煌医方四时常服方对镉染毒大鼠肝脏指数、SOD、MDA和血清ALT的影响［J］. 毒理学杂志，2017，31（6）：460-463.

　　［4］翟校浦. 敦煌四时常服方与AD大鼠学习记忆功能的相关性研究［D］. 兰州：甘肃中医药大学，2018.

　　［5］叶红，李鑫浩，李俊珂，等. 李应存教授运用敦煌四时常服方治疗鼻渊经验撷菁［J］. 亚太传统医药，2019，15（11）：101-102.

健行方

【原文】

龙骨一两，远志□□，□腊脂三升。冶筛末，和猪脂。欲远行时，以冷□，惟不得雨露中行，住即洗却，欲行更□。（S.5795）

【解析】

龙骨，《神农本草经》云："久服轻身，通神明，延年。"《日华子》云："龙骨健脾涩肠胃，止泻痢渴疾，怀妊漏胎，肠风下血，崩中带下，鼻洪吐血，止汗"（见《政和本草》卷十六龙骨条）。远志，《神农本草经》云："补不足，除邪气，利九窍，益智慧，耳目聪明，不忘，强志倍力，久服轻身不老"（见《政和本草》卷六远志条）。《政和本草》卷十六龙骨条引《经验方》："暖精气，益元阳，白龙骨、远志等分，为末，炼蜜为丸，如梧桐子大，空心卧时，冷水下三十丸。"
此方与上方大同，仅猪脂为丸与蜜和丸之别。（引王淑民解）

延年益寿方

【原文】

服槐子坚齿骨、明目、令发不白，兼疗□十月上采取槐子，随多少。以新兑□三七日。一方云七七日开之。以水涛洗去□明干服。从月一日为始，一日吞一枚，二日□到十一日，又从一枚起，还依上法，至二十日，终始如此，不过十枚也。无所禁忌。此□。（P.2662）

【解析】

槐子，苦，寒；功效与槐角相似，凉血止血、清肝明目。《神农本草经》："久服明目、益气、头不白、延年。"《政和本草》卷十二槐实条下引录《太清草木方》："槐者虚星之精，以十月上巳日采子，服之去百病，长生通神。"

【现代药理研究】

槐子 槐子提取物槐子生物碱能抑制金黄色葡萄球菌等细菌生长，对肝纤维化有明显的抑制作用[1-2]。

参考文献：

［1］马兴铭，李红玉，尹少甫，等. 藏药砂生槐子生物碱抗炎抑菌活性的研究［J］. 中医药学报，2004（5）：23-25，1.

［2］闵慧，胡春晖，胡斌，等. 基于多指标综合检测优选藏药砂生槐子总生物碱提取工艺及其抗肝纤维化机制研究［J］. 中医药导报，2018，24（10）：14-18.

五芝方

【原文】

乌麻油一□，茯苓半斤，椒四两，饧半合，蜜二合。令童□日三服，食之三丸，以日出时□及午时、申时□年，头白更黑，力彻虚空□□日行千里□□。（S.2438）

【解析】

此方为补益虚损及乌发方。乌麻油，即麻油，又名香油、芝麻油，时珍曰：入药以乌麻油为上，白麻油次之，故称乌麻油有润肠通便、解毒生肌之功效。《别录》："利大肠，胞衣不落，生者摩疮肿，生秃发。"茯苓，渗湿利水，健脾和胃，宁心安神，详见前解。花椒，辛，热，归脾、胃、肾经；温中止痛，杀虫，止痒。《本经》："主邪气咳逆，温中，逐骨节皮肤死肌，寒湿痹通，下气。"《本草纲目》："散寒除湿，解郁结，消宿食，通三焦，温脾胃，补右肾命门，杀蛔虫，止泄泻。"饧糖，即麦芽糖，饴糖的一种，作用类似，甘，温，归脾、肺、胃经；补脾益气，润肺止咳，缓急止痛，开胃除烦，生津润燥。《别录》："补虚乏，止渴。"《本草蒙筌》："和脾，润肺，止渴，消痰。"蜂蜜，甘，平，归肺、脾、大肠经；补中缓急，润燥，解毒。《本经》："安五脏诸不足，益气补中，止痛，解毒，除众病，和百病。"《本草纲目》："蜂蜜入药之功有五：清热也；补中也；解毒也；润燥也；止痛也。生则性凉，故能清热；熟则性温，故能补中；甘而和平，故能解毒；柔而濡泽，故能润燥；缓可去急，故能止心腹、肌肉、疮疡之痛；和可以致中，故能调和百药而与甘草同功。"

【现代药理研究】

花椒 现代药物研究表明，花椒生物碱具有抗炎、镇痛、止痒作用[1-2]。

参考文献：

[1]石雪萍，张卫明，张鸣镝，等. 花椒总生物碱镇痛、抗炎、止痒作用研究[J]. 中国野生植物资源，2011，30（1）：46-49.

[2]刘宏超. 花椒水煮液对炎症痛大鼠模型疼痛的影响[J]. 中国老年学杂志，2016，36（23）：5829-5831.

地黄丸

【原文】

地黄二斤（并捣取自然汁），椒三两（汁），天麻三两，神曲十二两（并捣罗）。

上以不津器中取黄汁，浸，用薄绢笼，日煎。唯堪丸。每空心酒下十五粒。忌三百日，吃生姜汤少许。（P.3093）

【解析】

方中地黄滋阴养血，花椒温中止痛，天麻息风定惊；地黄、花椒、天麻详见前解。神曲，甘、辛，温，归脾、胃经，消食和胃。《药性论》："化水谷宿食，癥结积滞，健脾暖胃。"《本草纲目》："消食下气，除痰逆霍乱泄痢胀满诸气。"诸药合用，主要为温中健脾和胃的养生方。

神仙定年法方

神仙定年法，依王五经本：生地黄百二十斤，笮取汁，置铜器中，汤上煎令得斗许，以干地黄细末二斗、阿胶二挺、白蜜二斗照，可丸，丸如梧子，服十丸，日三，二十日验。

又方，地黄、门冬各十斤，捣绞取汁，微火煎减半，内蜜四斤、阿胶五两，又煎，可丸如弹子，三二枚，日三。令人健，发不白。（P.4038）

【解析】

上二方为道家养生方。第一方将干地黄和生地黄合用，阴阳双补。方中用生地黄清热凉血生津。阿胶，甘，平，归肺、肝、肾经；补血、止血，滋阴润燥。《本经》："主心腹内崩，劳极洒洒如疟状，腰腹痛，女子下血，安胎。"《本草纲目》："疗吐血、衄血、血淋、尿血，肠风下痢，女子血痛血枯，经水不调，无子，崩中带下，胎前产后诸疾。"蜂蜜补中润燥解毒。天冬，即天门冬，甘、苦，寒，归肺、肾经；养阴润燥，清火，生津。《药性论》："肺气咳逆，喘息促急，肺痿生痈吐脓，除热，通肾气，止消渴。"《本草汇言》："天门冬，润燥滋阴，降火清肺之药也。统理肺肾火燥为病。如肺热叶焦，发为痿痈，吐血咳嗽，烦渴传为肾消，骨蒸热劳诸证，在所必需者也。"

【现代药理研究】

1. 阿胶 药物研究证实，阿胶提升造血功能的作用，能使白细胞、红细胞、血红蛋白水平显著提高[1-2]；可抑制卵巢颗粒细胞凋亡，进而改善卵巢功能[3]。

参考文献：

［1］李瑞奇，刘培建，刘耀华，等. 中药阿胶临床应用分析及药理作用研究［J］. 临床医药文献电子杂志，2019，6（9）：159.

［2］李敏，庞萌萌，田晨颖，等. 不同阿胶酶解液相对分子量分布及补血升白作用对比研究［J］. 中国食品添加剂，2017（6）：105-111.

［3］汝文文，和娴娴，钤莉妍，等. 阿胶对围绝经期大鼠卵巢颗粒细胞凋亡及 Bcl-2 和 Bax 表达的影响［J］. 中国药物评价，2015，32（3）：147-150.

2. 天冬 天冬粗提物的实验发现，其具良好的抑炎效果，可明显缩短急性炎症的持续时间[1]；可显著降低糖尿病小鼠的空腹血糖，增加胸腺指数、脾脏指数，增强免疫功能[2]。

参考文献：

［1］李婷欣，李云. 天门冬提取液对大鼠的急性和慢性炎症的影响［J］. 现代预防医学，2005（9）：1051-1052.

［2］毛讯. 麦冬天冬提取物对糖尿病小鼠空腹血糖及胸腺、脾脏指数的影响［J］. 中国老年学杂志，2010，30（13）：1861-1862.

八公神散

【原文】

干地黄三十两，天门冬十二两，菖蒲十八两，远志四两，石韦四两，五味子四两，茯苓二两，桂心三两。

凡八味捣筛，饭后服方寸匕，日三，三十日知，二百日行及奔马，一年身若飞。（P.4038）

【解析】

本方为道家养生方。干地黄滋阴养血；天冬，滋阴润燥，清肺降火，详见前解。石菖蒲，辛、苦，温，归心、胃经；开窍宁神，化湿和胃。《本经》："主风寒湿痹，咳逆上气，开心孔，补五脏，通九窍，明耳目，出音声。久服轻身，不迷惑，延年。"《本草纲目》："治中恶卒死，客忤癫痫，下血崩中，安胎漏，散痈肿。"《本草从新》："辛苦而温，芳香而散，开心孔，利九窍，明耳目，发声音，去湿除风，逐痰消积，开胃宽中，疗噤口毒痢。"远志安神益智，祛痰解瘀，详见前解。石韦，苦、甘，微寒，归肺、膀胱经；利水通淋，清肺止咳。《本经》："主劳热邪气，五癃闭不通，利小便水道。"《日华子本草》："治淋沥遗溺。"《本草纲目》："主崩漏、金疮，清肺气。"五味子敛肺滋肾，生津收汗，涩精；茯苓渗湿利水，益脾和胃，宁心安神；桂心补元阳，暖脾胃，除积冷，通血脉。五味子、桂心，见前解。

【现代药理研究】

1.石菖蒲 石菖蒲挥发油主要成分 β- 细辛醚可改善大鼠认知功能障碍[1]，调节大鼠脑内神经递质受体表达[2]。石菖蒲及成分槲皮素和乙酸龙脑酯具有安胎作用[3]。

参考文献：

［1］马宇昕，李国营，刘靖，等. β- 细辛醚对阿尔茨海默病大鼠海马神经元突触可塑性的影响［J］. 广东医学，2017，38（10）：1489-1492.

［2］傅思莹，杨国柱，李翎，等. β- 细辛醚对癫痫大鼠氨基酸递质受体表达的影响［J］. 中药材，2014，37（10）：1837-1840.

［3］姜国均. 黄芩和石菖蒲及其成分的安胎作用及机理研究［D］. 扬州：扬州大学，2007.

2.石韦 石韦降低大鼠肾集合系统内草酸钙结晶的堆积，具有排石作用[1]；石韦提取物具有抑菌、加速伤口愈合的作用[2]。

参考文献：

［1］邵绍丰，翁志梁，李澄棣，等. 单味中药金钱草、石韦、车前子对肾结石模型大鼠的预防作用［J］. 中国中西医结合肾病杂志，2009，10（10）：874-876，943.

［2］庞荣，高德民，王萍，等. 有柄石韦不同提取物半数抑菌浓度初探［J］. 中国野生植物资源，2013，32（6）：19-20.

【现代临床应用】

叶红等[1]发现敦煌道教医方八公神散具有补肾填精、益气生血，促进冲脉充盛、任脉通畅之功效，临床上运用八公神散随证化裁治疗月经过少，收效颇佳。

参考文献：

［1］叶红，李鑫浩，李俊珂，等. 李应存教授运用敦煌道医方八公神散治疗月经过少经验［J］. 中医研究，2019，32（10）：30-32.

道家无名养生方（一）

【原文】

□青龙实中仁三两，杏仁也。新白者，汤退皮，去尖，多仁，蒸熟，捣为糊。玄中津二升，生天门冬子也。去皮心，生捣，绞取汁，微火煎令如稀饧，以白蜜一合，以下锅中搅和。

以前诸药末等一时入锅中，调搅干湿得所，将出，入铁臼中，捣一万余杵，并手捻为颗，颗如梧子大。每日空腹酒下三十丸，日再服。服经一百日，肌骨肥润，血脉通流。至二百日，眼明耳聪，宿疾、气劳、暗风、头风悉除，手脉自知有力，面目已有光泽。固得须

发不白，永无衰老，登高履深，筋力不乏，奔马心神不动。（P.4038）

【解析】

此方缺名，据药物组成及炮制方法可知为道家养生方。杏仁，苦，微温，有小毒，归肺、大肠经；止咳平喘，润肠通便。《本经》："主咳逆上气雷鸣，喉痹。"《长沙药解》："杏仁疏利开通，破壅降逆，善于开痹而止喘……调理气分之郁无以易此。"《本草便读》："功专降气，气降则痰消嗽止。能润大肠，故大肠气秘者可用之。"天冬滋阴润燥，清肺降火；蜂蜜补中润燥，止痛解毒。详见前解。

【现代药理研究】

杏仁　实验证明，苦杏仁苷对慢性胃炎、胃溃疡具有较好的抑制和治疗作用[1]；苦杏仁苷具有抗前列腺癌的作用[2]；苦杏仁苷可能是通过抗氧化、降低 NO 水平，从而稳定细胞膜、增强精子生成中能量代谢酶活性及抑制炎症介质，对醋酸铅所致小鼠生精障碍有一定改善作用[3]。

参考文献：

［1］蔡莹，李运曼，钟流. 苦杏仁苷对实验性胃溃疡的作用［J］. 中国药科大学学报，2003（3）：60-62.

［2］Makarević J, Rutz J, Juengel E, et al. Amygdalin blocks bladder cancer cell growth in vitro by diminishing cyclin A and cdk2［J］. PLoS ONE, 2014, 9（8）: e105590.

［3］范红艳，李小龙，张小洁，等. 苦杏仁苷对醋酸铅所致雄性小鼠生精障碍的影响［J］. 毒理学杂志，2016，30（5）：353-357.

道家无名养生方（二）

【原文】

不忌饮食。皂荚子、鹿茸、白茯苓、地黄、菟丝子、枸杞子、杏仁、生天门冬汁、白蜜。（P.4038）

【解析】

此方为道家传授的禁方之一，未记方名及主治，从方药组成分析，当为补益健身之方。皂荚，又名皂角，辛、咸，温，有小毒，归肺、大肠经；祛顽痰，通窍开闭，祛风杀虫。《本经》："主风痹死肌，邪气，风头泪出，下水，利九窍。"《本草纲目》："通肺及大肠气，治咽喉痹塞，痰气喘咳，风疠疥癣"。"其味辛而燥，气浮而散。吹之导之，则通上下诸窍；服之则治风湿痰喘肿满，杀虫；涂之则散肿消毒，搜风治疮"。鹿茸，补肾壮阳，生精益血，补髓健骨。白茯苓为茯苓切去赤茯苓的白色部分，功效同茯苓，擅长健脾。地黄，滋阴补肾，养血补血，凉血。菟丝子，滋补肝肾，固精缩尿，安胎，明目。枸杞子，滋补肝肾，益精明目。杏仁，止咳平喘，润肠通便。天冬，养阴润燥，清火，生津。诸药详见前解。

【现代药理研究】

皂荚 研究表明，中药皂荚提取物可抑制肝癌细胞的增殖[1]，具有抑菌[2]、保护缺血心肌作用[3]。

参考文献：

[1] 彭望君，陆定波. 中药皂荚提取物对肝癌细胞 TGF-β1mRNA 信号表达的影响 [J]. 湖北中医杂志，2010，32（5）: 6-7.

［2］倪付花，桑青，陈敏，等. 皂荚皂苷的提取及其抑菌作用的研究［J］. 时珍国医国药，2012，23（2）：351-352.

［3］范科华，刘永强，凌婧，等. 皂角提取物对心肌缺血犬心肌梗死的保护作用［J］. 华西药学杂志，2006（4）：339-342.

道家无名养生方（三）

【原文】

临川何诠二十四岁传得方。汉□一斤，旋覆花一斤，白芷一斤，瓦松五两，桂心一尺（阔一寸者），柏花五两（侧柏者，兼绝人行处者妙），生地黄三斤（取汁用，取足）。

以前药共捣为末了，取生地黄汁浸诸药，夜浸，日中曝之，取汁尽为度，炼蜜为丸。每服十丸，加至一百丸，周而复始。忌蒜。（P.4038）

【解析】

此为道家养生方，第一个药不可考。旋覆花，苦、辛、咸，微温，归肺、胃经；降气化痰，降逆止呕。《本经》："主结气胁下满，惊悸。除水，去五脏间寒热，补中，下气。"《本草汇言》："旋覆花，消痰逐水，利气下行之药也。主心肺结气，胁下虚满，胸中结痰，呕吐，痞坚噫气，或心脾伏饮，宿水等证。大抵此剂微咸以软坚散痞，性利下气行痰水，实消伐之药也。"白芷，辛，温，归肺、胃经；解表散风，通窍，止痛，燥湿止带，消肿排脓。《本经》："主女人漏下赤白，血闭阴肿，寒热，风头侵目泪出。"《本草纲目》："治鼻渊、鼻衄、齿痛、眉棱骨痛、大肠风秘……蛇伤、刀箭金疮。"瓦松，别名屋上无根草、瓦花，为景天科植物瓦松或晚红瓦松等的全草；酸、苦，凉，有毒，归肝、肺经；清热解毒，止血，利湿，消肿；为不常用中药。《唐本草》："主口中干痛，水谷血痢，止血。"《本草图经》："行女子经络。"《本草纲目》："大肠下血，烧灰，水服一钱，又涂诸疮不敛。"桂心，同肉桂，补火助阳，散寒止痛，温通经脉，详见前条。侧柏叶，苦、涩，微寒，归肺、肝、大肠经；凉血止血，化痰止咳。《别录》："主吐血、衄血、痢血，崩中赤白……去湿痹，生肌。"《医林纂要》："泄脾逆，泻心火，平肝热，清血分之热。"生地黄清热凉血，养阴生津。诸药合用有清热凉血、化痰养阴祛湿之功效。

【现代药理研究】

1. 旋覆花 旋覆花中化合物具有明显的抑制妇科肿瘤细胞增殖的作用[1]。

参考文献：

[1] 司亚茹. 旋复花（*Inula britanica* L.）中抑制妇科肿瘤细胞增殖活性化合物的筛选及其作用机制的研究 [D]. 石家庄：河北医科大学，2009.

2. 白芷 现代药物研究表明，白芷具有抗菌、抗过敏、调节血管活性作用[1-3]。

参考文献：

[1] 倪红霞，王春梅. 白芷总香豆素联合白芷挥发油对大鼠偏头痛的预防作用及其机制 [J]. 吉林大学学报（医学版），2018，44（3）：487-492.

[2] 杜红光，谢黛. 白芷挥发油抗过敏的实验研究 [J]. 海峡药学，2008，20（11）：24-26.

[3] 周淑敏. 白芷香豆素的提取及其抑菌活性研究 [J]. 食品工业，2014，35（3）：141-144.

3. 瓦松 现代药物研究发现，瓦松提取物具有促进溃疡愈合、降血糖、降血脂以及对革兰菌的抗菌作用[1-3]。

参考文献：

［1］李杰，崔淑香，周玲，等. 瓦松提取物对实验性胃溃疡的治疗作用［J］. 中国临床药理学与治疗学，2008（4）：388-391.

［2］张桂芳，王颖，郭希娟. 瓦松黄雨粗提物对糖尿病大鼠血脂的影响［J］. 中国老年学杂志，2014，34（17）：4930-4932.

［3］蔡玉英，张伟，韦兴光，等. 中药瓦松粗提物抗菌效应［J］. 时珍国医国药，1999（12）：885-886.

4. 侧柏叶 侧柏炭能降低血浆和全血低切黏度、改善内源性凝血功能及促进血小板聚集功能发挥其止血作用[1]；侧柏叶挥发油对部分杆菌有抑制作用[2]，侧柏叶中总黄酮具有生发养发作用[3]。

参考文献：

［1］刘晨，柳佳，郑传柱，等. 侧柏炭止血作用活性部位筛选［J］. 中国中药杂志，2014，39（16）：3152-3156.

［2］公衍玲，金宏，王宏波. 侧柏叶挥发油提取工艺及其抑菌活性研究［J］. 化学与生物工程，2009，26（2）：36-38.

［3］赵永光，赵莹，张建平，等. 侧柏叶总黄酮在功能性洗发香波中的应用研究［J］. 安徽农业科学，2008（24）：10295-10296.

房事养生方

【原文】

女人快乐，男子强好。五味子、远志、蛇床子、三物等分，末，着阴头，内子道中，令深，良久乃摇动。

又方，五味子、桂心、白菽（三分），筛末，唾和丸如米，着阴深处，须臾出，大热快。

【解析】

此二方为男女同用方，可以增强双方性生活的质量。前方将三药等分研末后涂撒在阴茎头上，插入阴道深处，停留一段时间后再进行性生活。后方将三药各三分研末，使用时用唾沫和成如米大小的丸剂，性生活前纳入阴道深处。

五味子、远志、蛇床子、桂心，见前条。白蔹，苦、辛，微寒，归心、胃经；清热解毒，消痈散结，生肌止痛。《本经》："主痈肿疽疮，散结气，止痛，除热，目中赤……女子阴中肿痛。"

【现代药理研究】

白蔹 体外抗菌试验研究结果证实，白蔹提取物对革兰阳性菌和革兰阴性菌均有效[1]。白蔹外用有很好的敛疮生肌作用[2]。白蔹素可抑制卵巢癌细胞的增殖、迁移和侵袭[3]。

参考文献：

[1]朱长俊，朱红薇. 白蔹正丁醇提取物抗菌作用研究 [J]. 中国民族民间医药，2011，20（1）：67-68.

[2]苗晋鑫，白明，郭晓芳，等. 白蔹对大、小鼠烫伤模型的影响 [J]. 中药药理与临床，2012，28（4）：65-68.

[3]刘天凤. 白蔹素对卵巢癌迁移和侵袭的影响及其机制的实验研究 [D]. 济南：山东大学，2015.

【现代临床应用与研究】

牛锐等[1]通过实验研发现，敦煌遗书《求子方书》中第10方（五味子、远志、蛇床子）可促进小鼠附性器官湿重，具有性激素样作用，可使家兔在体子宫自发性节律运动的频率提高，运动幅度和张力也增强。本研究结果证实，此方可"促阴兴阳"，具有增强性欲，提高性刺激的感受性，以及促进排卵，调节受孕的作用。燕恒毅等[2]研究表明，经敦煌三味蛇床方干预后的模型大鼠卵巢色泽鲜红，卵泡数目增多，卵泡明显增大，表面见较多黄体，子宫外观粗大发紫；子宫内膜也较厚，血管较丰富，间质疏松；能提高 FSH、LH 及 E_2 水平，增强垂体的内分泌功能，促进促性腺激素的合成和释放，提高垂体促性腺激素水平，从而促进卵泡的发育和卵巢的排卵。李淑梅等[3]在研究敦煌三味蛇床方对肾虚不孕模型大鼠卵巢基质金属蛋白酶（MMP-9mRNA）等表达的影响时，发现经敦煌三味蛇床方能增强 MMP-9mRNA 在卵巢的颗粒细胞中和卵泡中的表达，且作用优于模型对照组和克罗米芬组。因此，敦煌三味蛇床方促排卵的作用机制可能与 MMP-9mRNA 基因表达增强，保证了蛋白水解酶消化卵泡壁促进卵子的排放有关。

参考文献：

［1］牛锐，张剑勇，邓毅. 敦煌残卷 S.4433 10 方药理作用实验研究［J］. 甘肃中医学院学报，1990，17（4）：29-30.

［2］燕恒毅，李淑梅，刘喜平，等. 敦煌三味蛇床方对肾虚不孕模型大鼠 FSH、LH 及 E_2 的影响［J］. 中国社区医师（医学专业），2010，12（25）：146-147.

［3］李淑梅，燕恒毅，刘喜平. 敦煌三味蛇床方对肾虚不孕模型大鼠卵巢 MMP-9 mRNA 表达的影响［J］. 中医研究，2010，23（3）：17-19.

房劳养生方

【原文】

男子房损，取菟丝子，□七日内取如拳大，捣取汁，和酒服之。日一度。此令养。（P.3960）

【解析】

菟丝子详解可见前条。《神农本草经》云:"菟丝子味辛平,无毒,主续绝伤,补不足,益气力,肥健。"《药性论》云:"菟丝子君,能治男子女人虚冷,添精益髓,去腰疼膝冷,久服延年、驻悦颜色。"《经验后方》:"治丈夫腰膝积冷痛,或顽麻无力,菟丝子洗秤一两,牛膝一两,同浸于银器内,用酒过一寸五,曝干,为末,将原酒再入少醇酒作糊,搜和丸如梧桐子大,空心酒下二十九。"(王淑民原解)

【现代药理研究】

菟丝子 药理详解可见前条。

涌泉方

【原文】

此药济急饥虚渴法。油麻二合(拣净,去皮生用),杏仁二七颗(去皮尖,生用),盐花一钱,宣腊二两。

上件三味药细研,以火煎腊化,倾向药碗子内相和,更研令匀。只于火畔便丸,如樱桃大,每服一丸,以津唾下在腹中,能折食止饥渴。如要且折食,须不论世方可得。若要开食,请吃米饮,药下却在水中却洗,取神验也。(P.2637)

【解析】

本方为道家辟谷养生方。麻油润肠通便,解毒生肌。杏仁止咳平喘,润肠通便。盐花即盐结晶,《本草纲目·乳穴水》:"近乳穴处流出之泉也,人多取水作饮酿酒,大有益。有水浓者,秤之重于他水,煎之上有盐花，此真乳液也。"作用类似于食盐。

秘泄精液方

【原文】

秘泄精液方，延年养性，神秘不传。螈蚕蛾未连者四十枚（去头足相，以苦酒浸三周之时，出阴干之），大蜻蜓十四枚（六足四目者、青色者良），蜂子临飞赤黄者六十枚（蒸之，三升米下，令足羽自落后，去头阴干之）。

上和捣筛，以鸡子白和为丸，丸如梧子。酒服三丸，日三服，九九止尽，日交而液不出也，欲下者，食猪脂一斤。（P.2565）

【解析】

此为房中方。螈蚕蛾，现药典写作"原蚕蛾"，咸，温，归肝、肾经；补肝益肾，壮阳涩精。《别录》："主益精气，强阴道，止精。"《日华子本草》："壮阳事，止泄精，尿血，暖水藏。治暴风，金疮，冻疮，汤火疮，并灭疮瘢。"蜻蜓，咸，温，归肾经；益肾壮阳，强阴秘精。《别录》："强阴止精。"《日华子本草》："壮阳，暖水脏。"《陆川本草》："治肾虚阴萎。"蜂子，甘，平、微寒，无毒；祛风解毒杀虫。李时珍曰："蜂子古人以充馔品，故《本经》《别录》着其功，治大风疾，兼用诸蜂子，盖亦足阳明、太阴之药也。"

【现代药理研究】

原蚕蛾 原蚕蛾能明显增加去势大鼠的前列腺、贮精囊、包皮腺的重量，具有雄激素样作用[1-2]。

参考文献：

［1］曹彩，徐志，韦焕英，等．原蚕蛾的药理研究［J］．中国中药杂志，1991（6）：50-52，66．

［2］艾永循，曹华，张泽军，等．柞蚕雄蛾口服液雄性样作用实验研究［J］．中国林副特产，2000．（3）：4-6．

附

早　泄

早泄，是同房时阴茎尚未接触或刚接触女方外阴，或阴茎虽进入阴道，但在很短的时间内便发生射精，随后阴茎疲软，不能维持正常性生活的一种病症，是较常见的男性性功能障碍疾病。沈金鳌《沈氏尊生书》将本病的表现描述为"未交即泄，或乍交即泄"。清代陈士铎《辨证录·种嗣门》强调了遗精日久是造成早泄的病因，心肾两虚是其病机所在。叶天士《秘本种子金丹》中指出早泄与男子阴茎包皮有关，并提出"鸡精"之名。《石室秘录》则认为过早射精、阴茎软缩，是由于肾之开合功能失常引起。《大众万病医药顾问》对早泄证进行了专门的论述，从定义、分类、病因、症状、变证、治法、调养等几方面加以阐述，使早泄理论得到较为系统的整理，并认为早泄是引起不育的原因之一，强调精神疗法在治疗中的重要性。成年男性均可发生本病，且与年龄无明显关系。西医学认为不能控制地过早射精，并引起消极的身心影响，可称为早泄，但还没有一个公认的早泄定义。

一、中医病因病机

精液的藏泄与心、肝、脾、肾功能有关，肝失疏泄，制约无能，心脾两虚，阴虚火旺，肾失封藏，湿热侵袭以致精关不固均可降低射精控制力。肾主藏精，肝主疏泄，心主神明，三脏共司精关之开合，与精液的闭藏和施泄密切相关。若肾气健旺、肝疏泄有度、脾统有权、心主得宜，阴平阳秘，精关开合有序，则精液当藏得藏，当泄则泄。总之，本病与心、肝、肾三脏关系密切，其制在心，其藏在肾，其动在肝。其基本病理为精关约束无权，精液封藏失职。病因主要分为以下几种类型：肾失封藏、劳伤心脾、湿热下注、七情所伤、阴虚火旺。

二、西医病因

西医学对于早泄的病因始终存在争论，传统观点多认为是精神心理因素所致。后续研究发现，早泄可能与以下因素有关：（1）焦虑紧张的精神状态；（2）性生活次数过少；（3）勃起功能障碍；（4）前列腺炎；（5）某些药物的使用或停用；（6）慢性骨盆疼痛综合征；（7）精索静脉曲张；（8）甲状腺疾病；（9）具有易感性基因；（10）配偶的不良心理状态。随着研究深入，发现躯体疾病、神经电生理紊乱等因素亦可引起早泄，而心理环境因素可能强化早期的发展，另外手淫、酒精中毒、脊髓损伤也有引起早泄的可能。

三、诊断标准

目前对早泄尚无确切的时间定义，但有以下症状之一，且持续1个月以上者，可诊断为早泄：阴茎未插入阴道、插入阴道时或阴茎在插入阴道后不足1分钟即发生射精，致使性功能正常的妻子在性交中不能达到性欲高潮和性满足者。原发性早泄常伴有性欲减退或亢进、胆怯、多疑、性交焦虑等症状。继发性早泄还伴有原发疾病的症状。

四、中医治疗

早泄一病，需辨虚实、明脏腑、审寒热、分阴阳。早期、湿热、年轻健壮者多属实证，多用泻法，以清利为主。早泄日久、久病体虚、年老体弱者，多属虚证，当以补虚固精为主。根据不同病机，采取"虚则补之，实则泻之""男女双方同治""坚持两个配合"总则。

肾气不固证治宜补肾固精，方用金匮肾气丸加减；肝经湿热证治宜清肝泻火、利湿泻浊，方用龙胆泻肝汤加减；心脾两虚证治宜健脾养心、安神摄精，方用归脾汤加减；阴虚火旺证治宜滋阴降火、补肾涩精，方用知柏地黄汤加减；心肾不交证治宜交通心肾、潜阳固精，方用交济汤加减；肝气郁结证治宜疏肝解郁，方用逍遥散加减。同时可配合中药外治、针灸等治疗。

五、西医治疗

早泄的治疗分为心理行为治疗、局部麻醉药物治疗、作用于中枢的药物治疗以及手术治疗。

1. 心理行为治疗：早泄最常见的心理障碍是焦虑和抑郁，通过女方协助男方获得性能自信，减轻焦虑，配合性交间歇刺激、性感集中训练、提高性刺激耐受性、挤捏法、落水冲击、下拉阴囊和睾丸、避孕套性交等。适当的行为疗法，逐步提升射精控制力，从而提高射精阈值。

2. 局部麻醉药物治疗：局部麻醉药物的使用可能是最古老的治疗早泄的方法，其局部用药的方式减少了用药量，降低了全身的不良反应。目前，临床上使用的药物包括利多卡因等制成的凝乳膏或者凝胶喷雾等。

3. 作用于中枢的药物治疗：SSRIs 能通过阻断轴突对 5-HT 的再摄取，提高中枢神经系统内 5-HT 的浓度，从而产生延长射精潜伏期的作用。目前以早泄为适应证的按需服用 SSRIs 药物达泊西汀经国家药监局批准上市，口服可快速达到有效血药浓度，且半衰期短，不易出现药物蓄积，适合按需治疗。

4. 手术治疗：目前治疗学界对早泄的手术方式存在争议，阴茎背神经阻断术对原发性早泄患者具有一定的作用。

六、邢喜平主任医师临床经验

邢喜平主任医师认为，早泄一病，病因复杂，临床上众多医家大多采用燥烈温补之品，收效甚微。肝失疏泄、阴虚阳亢、心脾亏虚、肝经湿热、肾气不足等病因，导致精关疏泄失常，约束无能而罹患。本病与心、肝、肾三脏关系密切，其制在心，其藏在肾，其动在肝。因此，临床治疗要根据患者症状、体征，辨明虚实寒热，以虚则补之、实则泻之为其基本原则，以求达到延缓射精、收发自如的目的。临床治疗多以桂枝甘草龙骨牡蛎汤加减：肝郁者加柴胡、香附、珍珠母等疏肝之品；肾气不足者加沙苑子、芡实等药物；湿热甚者加四妙散以清热利湿；心肾不交者加交泰丸以交通心肾，临床上屡试不爽。

养生柏子膏

【原文】

□乃浮汤中煎如饴，稍稍服之，病愈，长生。（S.6052）

【解析】

此方残缺较多，据方名仅知有柏实一药。《神农本草经》："柏实主惊悸，安五脏，益气，除风湿痹，久服令人润泽美色，耳目聪明，不饥不老，轻身延年"（见《政和本草》卷十二柏实条）。《本草纲目》卷三十四柏实条录《奇效方》柏子膏方，现附录于下，以补残缺之憾。"用柏子仁二斤，为末，酒浸为膏，枣肉三斤，白蜜、白术末、地黄末各一斤，捣均，丸弹子大，每嚼一丸，一日三服，百日百病愈，久服延年壮神。"（引王淑民解）

【现代药理研究】

柏实 柏子仁皂苷具有镇静催眠作用，可改善认知功能，对大鼠脑神经具有保护作用[1-2]。

参考文献：

［1］孙付军，陈慧慧，王春芳，等. 柏子仁皂苷和柏子仁油改善睡眠作用的研究［J］. 世界中西医结合杂志，2010，5（5）：394-395.

［2］余正文，杨小生，范明. 柏子仁促鸡胚背根神经节生长活性成分研究［J］. 中草药，2005（1）：28-29.

地黄无名方

【原文】

又法，生地黄十五斤。一方八十五斤。生□洗，绞令味尽，合铜器微火煎。日三，分□服五十丸，三十日。三日。不知疾病皆愈之。（S.6052）

【解析】

此方叙述地黄丸制作与服法，因缺文较多，现没有实际应用价值，只在此列出。

道家食疗方

【原文】

槐木，灵星之精，十月上巳取子，细薪□服一丸，一日二丸，三日三丸，如此至十五日，日加一丸，计十□。取此药主补脑，毕服之，令头不自，好颜色。且夕各吞一枚，十日身轻，三十日发齿更生，黑□。（S.6052）

【解析】

上为道家服食方。功效与槐角相似，凉血止血、清肝明目。王淑民引陶隐居云："槐子以相连多者为好，十月巳日采之，新盆盛，合泥百日皮烂为水，核如大豆，服之令脑满、发不白而长生。"详见前解。

神仙粥

【原文】

人生以气为本，以息为元，以心为根，以件为蒂。天地相去八万四千里。人心肾相去八寸四分。此肾是内肾，脐下一寸三分是也。中有一脉，以通元息之浮沉。息总百脉，一呼则百脉皆开，一吸则百脉皆阖。天地化工流行亦不出呼吸二字。人呼吸常在心肾之间，则血自顺，元气自固，七情不炽，百病不治自消矣。每子、午、卯、酉时，于静室中，厚褥于榻上，脚大坐，瞑目视脐，以绵塞耳，心绝念虑，以意随呼吸一往一来，上下于心肾之间，勿亟勿徐，任其自然。坐一炷香后，觉得口鼻之气不粗，渐渐和柔。又一炷香后，觉得口鼻之气似无出入，然后缓缓伸脚开目，去耳塞，下榻行数步。又偃卧榻上，少睡片时，起来啜淡粥半碗，不可作劳恼怒，以损静功。每日能专心依法，行之两月之后，自见功效。

神仙粥。山药蒸熟，去皮，一斤；鸡头实半斤，煮熟去壳，捣为末；入粳米半斤。慢火煮成粥，空心食之，或韭子末二三两在内尤妙。食粥后用好热酒饮三杯妙。此粥善补虚劳，益气强志，壮元阳，止泄，精神妙。（P.3801）

【解析】

以上为静功练习再附加食疗的治疗或养生法。先讲心、肾之间的依存关系，再讲呼吸的重要性。呼吸静功法简单易学，至今仍有实际价值。"神仙粥"中山药益气养阴，补脾肺肾，固精。鸡头实，即芡实，甘、涩，平，归脾经、肾经；益肾固精，补脾止泻，祛湿止带。《本经》："主湿痹腰脊膝痛，补中除暴疾，益精气，强志，令耳目聪明。"《日华子本草》："开胃助气。"《本草纲目》："止渴益肾。治小便不禁，遗精，白浊，带下。"《本草从新》："补脾固肾，助气涩精。治梦遗滑精，解暑热酒毒，疗带浊泄泻，小便不禁。"粳米，即大米，味甘，性平，能益脾胃，除烦渴。韭子，温补肝肾，壮阳固精，详见前解。

【现代药理研究】

芡实 药物研究表明，芡实多糖具有减轻肾小球硬化、减少尿蛋白、保护肾功能及抗疲劳作用[1-2]。

参考文献：

［1］平檟，孙艳艳，方敬爱，等. 芡实对糖尿病肾病大鼠肾组织 MMP-9、TIMP-1 及 Collagen Ⅳ 表达的影响［J］. 中国中西医结合肾病杂志，2015，16（7）：583-586，661-662.

［2］刘志国，赵文亚. 芡实多糖对小鼠抗运动性疲劳作用的研究［J］. 中国农学通报，2012，28（21）：269-271.

补益壮身方

【原文】

疗丈夫四十以上，七十以下不及少年方。

钟乳一分（令精焙），蛇床子一分，远志一分，鹿茸一分（并细研如磨末），肉苁蓉一分，薯蓣一分，续断一分（为末）。

以上七味并捣为散，和合一处，每旦以无灰好酒服方寸匕，食后

再服，十日即自知，身轻眼明，力生腰脊，神妙不可多也。（P.4038）

【解析】

此方为道家养生方。方中钟乳石用之温肺气，壮元阳，详见前条。蛇床子、肉苁蓉、续断温肾助阳益精，续筋骨，调血脉。续断，苦、甘、辛，微温，归肝、肾经；补肝肾，强筋骨，止血安胎，疗伤续折。《本草经疏》："入厥阴、少阴，为治胎产、续绝伤、补不足、疗金疮、理腰肾之要药也。"《本草汇言》："续断，补续血脉之药也。大抵所断之血脉非此不续；所伤之筋骨非此不养；所滞之关节非此不利；所损之胎孕非此不安。久服常服，能益气力，有补伤生血之效，补而不滞，行而不泄，故女科外科取用恒多也。"鹿茸，壮元阳，补气血，详见前条。远志，安神益智，解郁。薯蓣，健脾补肺，固肾益精。远志、薯蓣，详见前条。

【现代药理研究】

续断 现代药物研究表明，续断具有抗骨质疏松、促进骨折愈合作用，类似雌激素作用[1-2]；还具有抗致痉、抗流产作用[3]。

参考文献：

[1] 卿茂盛，陈小砖，邹志鹏. 续断对大鼠骨质疏松性骨折愈合影响的生物力学实验研究 [J]. 中国医学物理学杂志，2002（3）：159-160，168.

[2] 程志安，吴燕峰，黄智清，等. 续断对成骨细胞增殖、分化、凋亡和细胞周期的影响 [J]. 中医正骨，2004（12）：1-3，65.

[3] 龚晓健，季晖，王青，等. 川续断总生物碱对妊娠大鼠子宫的抗致痉及抗流产作用 [J]. 中国药科大学学报，1998（6）：3-5.

省睡方

【原文】

令人省睡方。马头三两（炙），酸枣中仁三两（别捣，研如脂），苦菜子三两，通草三两，玄参六两，茯神三两（去心），麦门冬三两（去心），枳壳二两（炙）。

上捣筛，蜜和为丸，食讫水服二十丸，日二服，加至四十丸为恒。常宜吃苦菜，烂煮下饭为佳，无所忌。（P.2565）

【解析】

此方治多睡症，相当于现在的嗜睡症。此方治因湿热郁积所致嗜睡症。马头骨（马骨），味甘，微寒，归脾、肾经；主治醒神，解毒敛疮。《别录》："（马）头骨，主喜眠，令人不睡。"《日华子本草》："头骨烧灰，敷头耳疮佳。"《本草纲目》："止邪疟；烧灰和油，敷小儿耳疮、头疮、阴疮、瘰疬有浆如火灼。"《肘后方》："治嗜眠喜睡，马头骨烧灰末，水服方寸匕，日三夜一。"酸枣仁，甘、酸，平，归心、肝、胆经；养心益肝，安神，敛汗。《本经》："主心腹寒热，邪结气聚，四肢酸疼，湿痹。"《别录》："主烦心不得眠，脐上下痛，血转久泄，虚汗烦渴，补中，益肝气，坚筋骨，助阴气，令人肥健。"《本草拾遗》："睡多生使，不得睡炒熟。"《本草再新》："平肝理气，润肺养阴，温中利湿，敛气止汗，益志定呵，聪耳明目。"茯神，作用类似茯苓，擅长于宁心安神。《别录》："疗风眩，风虚，五劳，口干。止惊悸，多恚怒，善忘。开心益智，养精神。"《药性论》："主惊痫，安神定志，补劳乏；主心下急痛坚满，小肠不利。"苦菜子，苦、辛，平，归胃、大肠经；和胃消食，用于饮食停滞，脘腹胀满，大便秘结。三药合用宁心安神，清热除烦。通草，甘、淡、微寒，归肺、胃经；清热利尿，通气下乳。《日华子本草》："明目，退热，催生，下胞，下乳。"《本草图经》："利小便，兼解诸药毒。"《医学启源》："除水肿癃闭，治五淋。"《长沙药解》："通经闭，疗黄疸，消痈疽，利鼻痈，除心烦。"枳壳，理气宽中，行滞消胀。二药合用理气利水，化痰除痞。玄参，苦、甘、咸，寒，归肺、胃、肾经；清热凉血，滋阴解毒。《本经》："主腹中寒热积聚，女子产乳余疾，补肾气，令人明目。"《本草纲目》："滋阴降火，解斑毒，利咽喉，通小便血滞。"《本草正义》："疗胸膈心肺热邪，清膀胱肝肾热结。疗风热之咽痛，泄肝阳之目赤，止自汗盗汗，治吐血衄血。"麦门冬，润肺清心，益胃生津，详见前解。

【现代药理研究】

1.酸枣仁　动物实验研究表明，酸枣仁具有很好的镇静催眠、抗焦虑作用[1-2]。

参考文献：

［1］翟旭峰，肖小春，娄勇军，等. 生酸枣仁及其炮制品镇静催眠作用及对失眠大鼠脑电图的影响［J］. 中药药理与临床，2015，31（6）：94-97.

［2］贺一新，赵素霞，崔瑛. 酸枣仁抗焦虑活性物质分析［J］. 中药材，2010，33（2）：229-231.

2.茯神　研究表明，茯神水煎剂具有镇静催眠抗惊厥作用[1]。

参考文献：

［1］游秋云，王平. 茯苓、茯神水煎液对小鼠镇静催眠作用的比较研究［J］. 湖北中医药大学学报，2013，15（2）：15-17.

3.通草　通草能促进小鼠乳腺泌乳，还有利尿作用也已证实[1-2]。

参考文献：

［1］刘莉莉，冯丽丽，王博. 通草对泌乳期小鼠泌乳性能及泌

乳相关内分泌激素的影响［J］. 河南农业科学，2020，49（6）：150-156.

［2］李雨轩，朱鹤云，金春梅，等. 通草的化学成分及药理作用的研究进展［J］. 吉林医药学院学报，2021，42（4）：293-295.

4.玄参　现代药理研究表明，玄参提取物具有舒张血管、降血糖、抗炎和降血脂作用[1-3]。

参考文献：

［1］李亚娟，刘云，华晓东，等. 玄参提取物舒张血管作用及机制研究［J］. 上海中医药杂志，2014，48（1）：68-73

［2］张宁，李自辉，于卉，等. 玄参及其各组分的降血糖作用［J］. 中药药理与临床，2016，32（5）：55-60.

［3］李静，陈长勋，高阳，等. 玄参提取物抗炎与抗动脉硬化作用的探索［J］. 时珍国医国药，2010，21（3）：532-534.

附

嗜睡症

嗜睡症是指不分昼夜，时时欲睡，呼之即醒，醒后复睡的病症。嗜睡症属中医脑病范畴，临床表现与"多眠""多寐""瞑目""善卧""嗜卧""嗜寐"类似，但不包括某些热性病或慢性病过程中出现多睡的伴随证。嗜睡在《黄帝内经》中又称"多卧""好卧""安卧""嗜卧"，后世医家也有称之为"嗜睡""善眠""多眠""多寐""喜眠""嗜眠"。如《诸病源候论·嗜睡候》云："嗜眠者，古人有肠胃大，皮肤涩者，则令分肉不开解，其气行则于阴而迟留，其阳气不精，神明不爽，昏塞，故令嗜眠。"正常的寐寤取决于阴阳二气的升降出入，阳入于阴则寐，阳出于阴则寤。任何原因导致阴阳的升降出入失常，即阳不出阴均可造成多寐。《灵枢·口问》曰："卫气昼日行于阳，夜半则行于阴。阴者主夜，夜者卧……阳气尽，阴气盛，则目瞑。阴气尽而阳气盛，则寤矣。"

一、中医病因病机

多寐的病机，关键是湿、浊、痰、瘀困滞阳气，心阳不振；或阳虚气弱，心神失养。病位在心、脾，与肾关系密切。病理性质多属本虚标实。本虚主要为心、脾、肾阳气虚弱，心窍失养；标实为湿邪、痰浊、瘀血等蒙塞心窍。

二、西医病因

西医学认为，本病多由睡眠中断、睡眠剥夺、生物节律紊乱、中枢神经系统紊乱、药物影响因素引起。

三、诊断标准

患者不分场合表现为经常困乏思睡，出现不同程度、不可抗拒的入睡，且呼之可醒，醒后复睡。过多的睡眠引起显著痛苦或职业、社交等社会功能和生活质量的下降。也会有认知功能方面的改变，表现为近事记忆减退，思维能力下降，学习新事物能力下降。

四、中医治疗

嗜睡症的中医治疗应以通络醒神、充脑养神为总的治疗原则。实者治以化湿醒脾，祛瘀通络，醒脑开窍之法；虚者治以健脾温肾，滋肾填精，育脑开窍之法。

湿盛困脾证，治宜燥湿、健脾、醒神，平胃散加减；瘀血阻滞证，治宜活血通络、开窍，通窍活血汤加减；脾气虚弱证，治宜健脾益气，六君子汤加减；脾肾阳虚证，治宜温补脾肾，附子理中汤加减；肾精不足证，治宜补肾填精生髓，左归丸加减。配合针灸疗法（针刺时取穴以任督二脉、脾经及肺经为主，行针宜用虚补实泻之法）、耳穴疗法（耳穴取神门、心、脾、肾、皮质下及肾上腺，埋压王不留行子）等。

五、西医治疗

目前西医学对本病没有很好的治疗方法，多采用心理治疗加小剂量的精神兴奋药物。但这类药物不良反应较大，且易产生耐药性，疗效不佳。

六、邢喜平主任医师临床经验

临床上嗜睡症患者较多，西医学对此疗效欠佳。嗜睡症的病因病机以阳虚阴盛，本虚标实为主。阳虚以脾肾阳虚为主，阴盛则以虚寒、痰湿内盛为主；本虚以髓海不足、气血阳虚为主，邪实以痰浊、气郁、血瘀为主。治疗当谨守病机，调整阴阳，辨证论治。

天王补心丹

【原文】

毗沙门天王奉宣和尚神妙补心丸方：

干薯蓣、干地黄、杜仲、百部、防风、人参、丹参、茯苓、茯神、贝母、乳糖、五味子、石菖蒲、麦门冬（去心）、甘草（炮过）、远志、柏子仁。

上件药十七味，细锉，洗去尘，干焙为末，炼白粉蜜为丸，如弹子大，每日空心噙一丸，徐徐咽津，去滓，细嚼咽下。服十日、二十日□清雅，三十日骨健身安，不惊疑，开心益智，补髓久□驻颜□□□大小可述。（S.5598）

【解析】

上方节选自佛经残卷英国斯坦因编号5598号，卷子首尾均残，存38行，前24行为佛经，自25行以后为此方，乃属佛家养生方。方中用干地黄滋阴清热、凉血补血，干薯蓣补脾养胃、生津益肺、补肾涩精，杜仲补肝肾、强筋骨，麦冬养阴生津、润肺清心。合用益肺补肝肾，生津降虚火。人参大补元气、复脉固脱、补脾益肺、生津、安神，茯苓利水渗湿、健脾宁心，茯神宁心、安神、利水；三药共有补心气、安神定志之功效。且人参、麦冬、五味子合为生脉散，补肺益气，养阴生津。生脉散可治热伤气阴，肢体倦怠，气短懒言，汗多口渴，咽干舌燥，脉微；久咳肺虚，气阴两伤，干咳少痰，短气自汗，脉虚者。丹参活血祛瘀、安神宁心、排脓、止痛，柏子仁养心安神、止汗、润肠，乳糖去烦止渴、解毒。生脉散、丹参、柏子仁、乳糖共有补益心血、安心神之功效。乳糖即《唐本草》之石蜜，其云"用水牛乳、米粉和，煎炼沙塘为之，可做饼块，黄白色"。《食疗本草》："石蜜，寒。右心腹胀热，口干渴。波斯者良。注少许于目中，除去热膜，明目。"《本草纲目》中所记载的乳糖也与《唐本草》中的相似，《本草纲目》载："以石蜜和牛乳、酥酪作成饼块者为乳糖。"《政和本草》果部中品甘蔗条下《唐本草》注："今会稽作乳糖饴胜于蜀，去烦止渴，解酒毒。"石菖蒲，开窍豁痰，理气活血，散风去湿。贝母，苦、甘、凉，归肺经；润肺散结，止嗽化痰。《本经》："主伤寒烦热，淋沥邪气，疝瘕，喉痹，乳难，金疮风痉。"《别录》："疗腹中结实，心下满，洗洗恶风寒，目眩，项直，咳嗽上气，止烦热渴，出汗，安五脏，利骨髓。"《药性论》："治虚热，主难产作末服之；兼治胞衣不出，取七枚末，酒下；末，点眼去肤翳；主胸胁逆气，疗时疾黄疸，与连翘同主项下瘤瘿疾。"百部，甘、苦、温，归肺经，有小毒；润肺下气止咳，杀虫。《抱朴子》："治咳及杀虫。"《别录》："主咳嗽上气。"《药性论》："治肺家热，上气，咳嗽，主润益肺。"二药共用润肺止咳，兼解郁除烦；防风和补药配合使用，可使补中有散；甘草调和诸药。本方当是天王补心丹之现存最早的祖方。另外有其他常见同名方剂约有九首，现录于此处，以供医者参考。

宋·杨倓撰著《杨氏家藏方》卷十方：熟地黄、人参、茯苓、远志、菖蒲、玄参、柏子仁、桔梗、天门冬、丹参、炒酸枣仁、炙甘草、麦门冬、百部、杜仲（姜汁炒）、茯神、当归、五味子各等分。主治烦热惊悸，咽干口燥，夜寐不安，梦遗健忘等症。有人认为载于敦煌卷子唐人书写的佛经中的"毗沙门天王奉宣和尚补心方"是本方的原始方。

明·薛己著《校注妇人良方》卷六：人参、白茯苓、玄参、丹参、桔梗各五钱，当归酒浸、生地、天门冬、麦门冬去心、柏子仁、五味子、酸枣仁炒各一两，生地黄四两，具有滋阴养血、补心安神之功效。主治阴虚血少，神志不安证。本方为治疗阴虚血少、心神不安的代表方剂。

明·缪希雍《先醒斋医学广笔记》卷二方：人参一两，怀山药（坚白者）一两，麦门冬（去心）一两，当归身（酒洗）一两，怀生地一两三钱三分，天门冬（去心）一两三钱三分，丹参（去黄皮）八钱，百部（去芦土）六钱六分，白茯神（去粗皮，坚白者良）六钱六分，石菖蒲（去毛）六钱六分，柏子仁（去油者佳，另研）六钱六分，甘草（长流水润，炙）六钱六分，北五味（去枯者）六钱六分，杜仲六钱六分，远志三钱三分，白茯苓一两五钱四分（净末）。功效为宁心保神，益气固精，壮力强志，令人不忘，清三焦，化痰涎，去烦热，除惊悸，疗咽干，养育心神。主治虚弱，思虑过度，心血不足，怔忡健忘。

明·董宿著《奇效良方》（原名《太医院经验奇效良方大全》）卷三十三方：人参（去芦）、丹参（洗）、白茯苓（去皮）、酸枣仁（洗）、远志（去心）、百部（洗）、石菖蒲（去毛）、柏子仁、桔梗（去芦）、玄参、天门冬（去心）、五味子、茯神（去木）、当归、熟地各等分。功效宁心保神，益血固精，壮力强志，令人不忘；清三焦，化痰涎，祛烦热，除惊悸，疗咽干口燥，育养心气。

明·龚廷贤著《万病回春》卷四方：人参五钱，五味子五钱，当归（酒洗）五钱，天门冬（去心）五钱，麦门冬（去心）五钱，柏子仁五钱，酸枣仁（炒）五钱，玄参五钱，白茯神（去皮）五钱，丹参五钱，桔梗（去芦）五钱，远志（去心）五钱，黄连（去毛，酒炒）二两，生地黄（酒洗）四两，石菖蒲一两。功效主治宁心安神，益血固精，壮力强志，令人不忘，除怔忡，定惊悸，清三焦，化痰涎，祛烦热，疗咽干，养育精神。主治健忘，内伤嗽血。

宋·陈沂（素庵）撰、明·陈文昭补解《陈素庵妇科补解》卷五方：白芍、当归、生地、熟地、丹参、远志、麦冬、天冬、玄参、枣仁、杜仲、丹皮、菖蒲、茯苓、茯神、桔梗、柏子仁、石莲肉。主治产后血虚，恍惚无主，似惊非惊，似悸非悸，欲安而惚烦，欲静而反扰，甚或头旋目眩，坐卧不常，夜则更加，饥则尤剧。

明·皇甫中著《明医指掌》卷七方：人参四两，玄参二两，杜仲（炒去丝）四两，天门冬三两，麦门冬三两，远志四两，熟地黄六两，百部三两，桔梗三两，牡丹皮四两，柏子仁四两，五味子四两，甘草二两，茯神四两，茯苓四两，石菖蒲四两，酸枣仁四两。主治气血两虚之惊悸。

清·林开燧《活人方汇编》卷二方：枣仁二两，茯神三两，麦冬一两，生地一两，人参一两，丹参一两，柏子仁二两，天冬二两，黄连五钱，玄参一两，远志肉一两，知母一两五钱，五味子一两，朱砂五钱，菖蒲一两。主治烦躁，口渴咽干，睡卧不安，梦魂飞越，怔忡恍惚，心怯惊悸，尿短便结，种种燥证。

清·何梦瑶著《医碥》卷六方：柏子仁（炒，研，去油）一两，五味子（炒）一两，茯苓五钱，当归（酒洗）一两，桔梗一两，丹参（炒）一两，远志（炒）五钱，酸枣仁（炒）一两。主治虚损痨瘵。

历代天王补心丹方剂组成药物稍有差异，治法和功效、主治范围大致相同。现文献考证敦煌医卷中的为最早。天王补心丹在临床应用广泛，常用于神经衰弱症、精神分裂症、甲状腺功能亢进症、冠心病、心律不齐、心力衰竭等疾病。男科中可治疗失眠、健忘、虚劳、阳痿早泄等。

【天王补心丹溯源】

对于天王补心丹的渊源，有田甜等人所做的系统研究。

古代医籍中记载的天王补心丹总共有15种左右，这些方子大概可以分为两类。其一，以宋代杨士瀛《仁斋直指方论》的记载为代表，这也是首次出现"天王补心丹"的名称。书中记载其"宁心保神，益血固精，壮力强志，令人不忘，清三焦，化痰涎，去烦热，除惊悸，疗咽干，育养心神。熟地黄，白茯苓，人参，远志（去心），石菖蒲，玄参，柏子仁，桔梗，天门冬（去心），丹参，酸枣仁（炒），麦门冬（去心），甘草（炙），百部，五味子，茯神，当归，杜仲（姜汁炒断丝）。上各等分，为细末，煮蜜丸如弹子大，每两作十丸，金箔为衣。每服一丸，用灯心、枣汤化下，食远临卧服。或作小丸亦可"。另一类最早见于《校注妇人良方》中薛己的附方。书中云：天王补心丹"宁心保神，益血固精，壮力强志，令人不忘。清三焦，化痰涎，祛烦热，除惊悸，疗咽干，育养心神。人参（去芦）、茯苓、玄参、丹参、桔梗、远志（各五钱）、当归（酒浸）、五味、麦门冬（去心）、天门冬、柏子仁、酸枣仁（炒）（各一两）、生地黄（四两）。上为末，炼蜜丸桐子大，用朱砂为衣，每服二三十丸。临卧，竹叶煎汤送下"。第一类方中有杜仲、百部、菖蒲、炙草等药，药味较多，用药相对偏温，补肾功效较多，多见于明代较早时期；第二类方中一般无以上诸药，药味相对较少，出现相对较晚，用药多寒凉清润，偏于养阴清热。在敦煌残卷中，所幸保存了比较完整的"天王补心丹"早期资料，从组方特点看，方子用药十分古朴，与后世相比，凉润之药较少，整体相对偏于温性。

后世医书所载与敦煌补心丹相比，一般有如下特点：（1）相同的药物有人参、麦门冬、五味子、远志、柏子仁、茯苓（或茯神）、地黄、丹参。（2）缺少了干薯蓣、防风、贝母、乳糖四药。（3）添加了酸枣仁、玄参、当归、天门冬、桔梗五味药。（4）制药及服药方法多种多样，制法皆为蜜丸，有朱砂为衣者，有金箔为衣者；服药时间有空心者，有临卧者；服用方法有噙服者，有以汤送服者；汤有竹叶、灯心、龙眼、大枣或米汤等。（5）诸方中存在少量药味的加减变化，如：地黄有单用生地黄或熟地黄，也有生、熟地黄同用；甘草有单用生、炙或不用；茯苓和茯神有单用或同用者；有个别加黄连或牛膝或丹皮或元肉者；还有个别方子如《脉症治方》中所载者，加减较多。

敦煌补心丹的药物组成与后世记载差异较大，但是与宋代《太平圣惠方》和《圣济总录》中的两张方子却极为相似。《太平圣惠方·卷第四·补心益智及治健忘诸方》记载："补心益智，治健忘，除虚损，菖蒲丸方，菖蒲（一两），杜仲（三分去粗皮炙微黄锉），熟干地黄（一两），白茯苓（三分），人参（三分去芦头），丹参（三分），防风（三分去芦头），柏子仁（三分），百部（三分），远志（三分去心），五味子（三分），薯蓣（一两），麦门冬（一两去心焙），桂心（三分）。上件药，捣罗为末，炼蜜和捣三二百杵，丸如梧桐子大。食前，以温粥饮下二十丸。"（由于书中还载有其他方剂，亦名"菖蒲丸"，为进行区别，本文将其特称为"圣惠补心菖蒲丸"。）《圣济总录·卷第一百八十五·补益门·平补》中记载："平补诸虚，久服轻身延年，活血益气，润泽肌肤。石菖蒲丸方。石菖蒲（九节者佳一两半），柏子仁，杜仲（去粗皮炙锉），百部，山芋，甘草（炙锉），五味子（炒），贝母（去心），丹参（各一两），人参，防风（去叉），白茯苓（去黑皮），茯神（去木各一两半），生干地黄（焙），麦门冬（去心焙各二两），远志（去心半两）。上一十六味，捣罗为末，炼蜜和丸如弹子大。每服一丸，空心食前熟水嚼下，日三"（以下特称"圣济平补石菖蒲丸"）。这两部书中尚未出现"天王补心丹"方名的记载，但是通过敦煌补心丹的方药组成，可以推测，这两张方子与天王补心丹关系密切。

组方年代即敦煌、圣惠、圣济三方源流如何，可以从方中"薯蓣"一词找到线索。"薯蓣"即山药，李时珍《本草纲目·菜部第二十七卷·薯蓣》引"宗奭曰：薯蓣因唐代宗名预（李豫763-779年在位），避讳改名薯药；又因宋英宗（赵曙1064-1067年在位）讳署，改为山药。近失当日本名，恐岁久以山药为别物，故详著之"。故有研究："依此断定，毗沙门天土奉宣和尚神妙补心丸方的抄写年代大致在唐代宗以前，即公元763年以前。"这个结论是否妥当，首先可以看一下《太平圣惠方》。这是宋太宗下诏、王怀隐等人编制的一部官修方书，刊于淳化三年（992）。该书在广泛收集民间效方的基础上，吸收了北宋以前各种方书的有关内容编写而成。其"菖蒲丸"方中也用了"薯蓣"的名称。这部书在宋英宗继位之前，不避"薯"字，然而在唐代宗之后已经很久，也没有避"蓣"字。又观其书中所载之药，有云"薯蓣"者，亦有云"薯药"者，故可推断，此圣惠补心菖蒲丸当是收录唐代宗之前的方子，并没有对"薯蓣"二字进行改动。而方中记载为"薯药"者，当为唐代宗之后的方子，亦是原方收录，未作改动。可见敦煌补心丹，其方药组成的确可能出自唐代宗以前，但依此断定其抄写年代在763年以前却似显草率。因为在宋初至宋英宗继位之前，很多时候还是会用"薯蓣"一词。另一部书《圣济总录》，是政和年间（1111–1118），徽宗诏令征集当时民间及医家所献大量医方，又将内府所藏的秘方合在一起，由圣济殿御医整理汇编而成。此处"石菖蒲丸"方中的"薯蓣"为避宋英宗之讳，已经改为"山芋"，但保留了"芋"字，并未避唐代宗之讳，可能亦为收录唐代宗之前的方子。方药组成与圣惠补心菖蒲丸略有不同，较之多贝母、乳糖、炙甘草三味，少了桂心一味，地黄用生干地黄，这与敦煌天王补心丹更为贴近，仅少一味乳糖。其命名与《圣惠方》的"菖蒲丸"稍有不同，并且书中并没有再出现与圣惠补心菖蒲丸完全相同的方子，从功效描述和药物顺序上看，两方也不相同。由于两书年代比较接近，又同为官修方书，应当不是传抄错误所致，而且《圣济总录》收录的方子与《圣惠方》并不重复。故可推测，圣济平补石菖蒲丸并不是摘自圣惠补心菖蒲丸，而是其后演变出来的一张新方。"圣惠补心菖蒲丸"和"圣济平补石菖蒲丸"的记载，在《圣惠方》与《圣济总录》两书中均属首见。但之后就只有明代的《普济方》，因摘录了两书的原文，而第二次出现了这两张方子，在其他医书中，均未出现过。由于《圣济总录》镂板后未及刊印即被金兵掠运北方，南宋后未见此书。其较早的刊本有金大定年间（1161–1189）和元大德四年（1300）刊本。所以，可以推测，正是在这一段时期内，"天王"一说逐渐兴起，"天王补心丹"的名称被收入了《仁斋直指方论》，一直辗转流传至今。而与其药物组成几乎一样的圣济平补石菖蒲丸却少有人知了。

纵观历代所有关于天王补心丹的记载，其用药特点有逐渐偏于寒凉滋润的特点。结合以上分析，可以看出，其源流最早当为圣惠补心菖蒲丸，其后为敦煌补心丹，然后是圣济平补石菖蒲丸。从药物配伍组成来说，此三方均有可能产生于唐代宗之前。（田甜、肖相如，北京中医药大学，天王补心丹源流探讨，《吉林中医药》2010年3月第30卷第3期250–252）

第三章

敦煌医书
疗冷病方

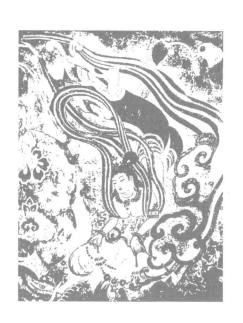

冷病，指阳虚如心阳虚、脾胃虚寒（阳虚）、肾阳虚等所致疾病。心阳虚临床常见表现有面色㿠白，心胸憋闷，心悸，心中空虚，形寒肢冷，气短，自汗，倦怠无力，舌象表现为舌体胖大或者舌质淡嫩，脉细弱或沉迟或结代。临床常见病有真心痛、虚劳、心悸等。西医学一般有心脏神经官能症、冠心病、心肌病、心肌炎等。脾胃虚寒多表现为胃痛隐隐，喜温喜按，空腹痛甚，得食则减，劳累、遇冷或食冷食后疼痛加剧，泛吐清水，食少，神疲乏力，手足不温，大便溏薄，舌淡苔白，脉虚弱。肾阳虚主要表现为腰膝酸软，形寒肢冷以下肢为甚，头晕耳鸣，神疲乏力，阳痿，尿少，五更泄泻，不育，面色㿠白，舌质淡胖，脉沉弱。在男科主要涉及病种中有类似于冷病的疾病，故在此列出敦煌方中的内容以供参考。

治一切冷病方（一）

【原文】

瘦弱不能食，食乃不消方。好曲一升，胡椒、茯苓、橘皮、甘草各三两，干姜二两。

上捣筛为散，每日空腹服方寸匕。蜜丸亦得，酒下觉热，饭压即瘥。（P.3930）

【解析】

好曲，甘、辛，温，入脾、胃经；温化水谷宿食，健脾暖胃。《药性论》："化水谷宿食，症结积滞，健脾暖胃。"《本草纲目》："消食下气，除痰逆霍乱泄痢胀满。"胡椒，辛，热，归胃、大肠经；温中散寒，下气，消痰。《唐本草》："主下气，温中，去痰，除脏腑中风冷。"《日华子本草》："调五脏，止霍乱，心腹冷痛，壮肾气，主冷痢，杀一切鱼、肉、鳖、草毒。"《本草纲目》："暖肠胃，除寒湿反胃，虚胀冷积，阴毒，牙齿浮热作痛。"茯苓，利水渗湿，健脾安神，详见前解。橘皮，辛、苦，温，归脾、肺经；理气，调中，燥湿，化痰。《本经》："主胸中瘕热、逆气，利水谷，久服去臭，下气。"《别录》："下气，止呕咳，除膀胱留热、停水、五淋，利小便，主脾不能消谷，气冲胸中，吐逆霍乱，止泄，去寸白。"《本草纲目》："疗呕哕反胃嘈杂，时吐清水，痰痞，疟症，大肠闭塞，妇人乳痈。入食料解鱼腥毒。"茯苓、橘皮合用理气和胃，健脾安神。干姜，辛，热，归脾、胃、肺经；温中逐寒，回阳通脉。《本经》："主胸满咳逆上气，温中，止血，出汗，逐风湿痹，肠澼下利。生者尤良。"《别录》："治寒冷腹痛，中恶，霍乱，胀满，风邪诸毒，皮肤间结气，止唾血。"《药性论》："治腰肾中疼冷，冷气，破血，去风，通四肢关节，开五脏六腑，去风毒冷痹，夜多小便。治嗽，主温中，霍乱不止，腹痛，消胀满冷痢，治血闭。病人虚而冷，宜加用之。"《日华子本草》："消痰下气，治转筋吐泻，腹藏冷，反胃干呕，瘀血，扑损，止鼻洪，解冷热毒，开胃，消宿食。"甘草健脾理气化痰。诸药共治脾胃虚寒，食积不消证。

【现代药理研究】

1. **神曲** 神曲中的主要有益菌为酵母菌，具有促进损伤肠组织恢复，调节肠道菌群的作用[1]。

参考文献：

[1] 蔡子微，杨旭东，胡静，等. 中药神曲及其肠道菌群调整和肠保护作用的实验研究 [J]. 牡丹江医学院学报，2006（1）：1-5.

2. **胡椒** 胡椒提取物具有抗前列腺肿瘤及抑菌作用[1-2]。

参考文献：

[1] Zeng Y, Yang Y. Piperine depresses the migration progression via downregulating the Akt /mTOR/MMP-9 signaling pathway in DU145

cells [J]. Mol Med Rep, 2018, 17（5）: 6363-6370

［2］Queiroz Cancian MA, Almeida FG, Terhaag MM, et al. Curcuma longa L. -and Piper nigrum-based hydrolysate, with high dextrose content, shows antioxidant and antimicrobial properties [J]. LWT-Food Sci Technol, 2018（96）: 386-394.

3. 干姜　干姜提取物具有解热镇痛、保护胃黏膜、抗溃疡的作用[1-2]。

参考文献：

［1］马晓茜，赵晓民. 干姜水提物解热镇痛作用的实验研究［J］. 山东医学高等专科学校学报，2011，33（5）: 327-329.

［2］蒋苏贞，廖康. 干姜醇提取物对实验性胃溃疡的影响［J］. 中国民族民间医药，2010，19（8）: 79-80.

治一切冷病方（二）

【原文】

干姜五两，芥子一升，椒一升□黄色小麦曲末一升。

以上药捣筛，蜜和为丸，如梧桐子□酒，空腹下之。

又方，马蔺子不限多少服之效。

又方，□断，用馎饦汁下之，二十三十颗，腊月鸟子粪酒渍，去滓□□□□饮服。（P.2662）

【解析】

上三方中后两方有残缺，据现存药味分析，主方以干姜温中逐寒，椒温中暖脾，下气，详见前解。芥子，辛，热，归肺经；温中散寒，利气豁痰，通经络，消肿毒。陶弘景："归鼻。去一切邪恶疰气，喉痹。"《日华子本草》："治风毒肿及麻痹，醋研敷之；扑损瘀血，腰痛肾冷，和生姜研微暖涂贴；心痛，酒醋服之。"《日用本草》："研末水调涂顶囟，止衄血。"《本草纲目》："温中散寒，豁痰利窍。治胃寒吐食，肺寒咳嗽，风冷气痛，口噤唇紧。消散痈肿、瘀血。"小麦曲温化水谷宿食，健脾暖胃。上又一方，马蔺子即蠡实（荔实）、马莲子，甘，平，归肝、胃、脾、肺经；清热利湿，解毒杀虫，止血定痛。《本经》："主皮肤寒热，胃冲热气，风寒湿痹，坚筋骨，令人嗜食。"《别录》："止心烦满，利大小便，长肌肤。"《唐本草》："疗金疮血内流、痈肿等病有效。"《日华子本草》："治妇人血气烦闷，产后血运并经脉不止，崩中带下，消一切疮疖肿毒，止鼻洪吐血，通小肠，消酒毒，治黄病，敷蛇虫咬，杀蕈毒。"《本草纲目》："治诸冷极，医所不治方。马蔺子九升净治去土，空腹服一合，日三，饮及酒下之，服讫须臾以食压之，服取差乃止。"

又方二残缺较多，待考。

【现代药理研究】

1. 芥子 白芥子提取物对小鼠前列腺增生有显著的抑制作用，还具有镇咳平喘作用[1-2]。

参考文献：

［1］刘明，张永萍，罗春丽．白芥子不同提取物对前列腺增生的作用［J］．贵阳中医学院学报，2008，30（2）：15-17．

［2］万军梅，黄红．白芥子不同提取部位抗炎镇痛作用研究［J］．亚太传统医药，2014，10（5）：39-41．

2. 马蔺子 马蔺子提取物具有抗过敏、改善机体的细胞免疫作用[1]。

参考文献：

［1］李惟敏，王述姮，李德华．马蔺子甲素对免疫功能的促进作用［J］．中国药学杂志，1981，（9）：19-21．

治一切冷气吃食不消化却吐出方

【原文】

蒜一颗（去皮，切之），白葱四茎（切之）。酥中炒熟，着少许盐末，好粳米水煮粥，下前件葱蒜调和，空腹服之，七八度瘥。

又方，荜茇末、诃黎勒末等分，乳煎口服。

又方，灸胃管穴二七壮，瘥。（P.2602）

【解析】

前二方类似于食疗方。上主方用蒜，辛，温，入脾、胃、肺经，行滞气，暖脾胃，消癥积，解毒，杀虫。《唐本草》："下气消谷，除风破冷。"《食疗本草》："除风，杀虫。"《本草拾遗》："去水恶瘴气，除风湿，破冷气，烂疮癣，伏邪恶；宣通温补，无以加之；疗疮癣。"《日华子本草》："健脾，治肾气，止霍乱转筋、腹痛，除邪辟温，疗劳疟、冷风、疮癣、温疫气，敷风损冷痛，蛇虫伤，并捣贴之。"《日用本草》："燥脾胃，化肉食。"葱，即葱白，辛，温，归肺、胃经；发表，通阳，解毒。《本经》："主伤寒寒热，出汗中风，面目肿。"《日华子本草》："治天行时疾，头痛热狂，通大小肠，霍乱转筋及责豚气，脚气，心腹痛，目眩及止心迷闷。"《本草蒙筌》："蛇伤、蚯蚓伤，和盐罨即解。"此处温胃通阳，补五脏，益气血。三味炒合，调粳米粥下，可温暖脾胃，行滞气，消疲积。

又方用荜茇，辛，热，归脾、胃经；温中，散寒，下气，止痛。《本草拾遗》："温中下气，补腰脚，消食，除胃冷，阴疝，疮癣。"《海药本草》："主老冷心痛，水泻，虚痢，呕逆醋心，产后泄利。"《日华子本草》："治霍乱，冷气，心痛血气。"《本草纲目》："治头痛、鼻渊、牙痛。"诃黎勒，即诃子，据李应存教授研究，首见于《金匮要略·呕吐哕下利病脉证治第十七》四十七条："气利，诃梨勒散主之。诃梨勒散方：诃梨勒十枚，煨。上一味，为散，粥饮和，顿服。"从史载来看，诃梨勒自南北朝以来已大量传入中原。到了唐代时期，随着丝绸之路的进一步开拓与繁荣，西域药物诃梨勒已在临床上广泛应用，被视为治痢神药，如李时珍《本草纲目·木部第三十五卷》诃梨勒条引唐·刘禹锡《传信方》云："余曾苦赤白下，诸药服遍久不差，转为白脓。令狐将军传此方：用诃梨勒三枚，两炮一生，并取皮末之，以沸浆水一合服之。若只水痢，加一钱匕甘草末；若微有脓血，加二匕；血多，加三匕。"（李应存，浅谈敦煌医学卷子中的诃梨勒组方，中医药通报·古籍研究，2005年6月第4卷第3期29-31）

诃梨勒，苦、酸、涩，温，归肺、胃、大肠经；敛肺，涩肠，下气。《别录》："主冷气，心腹胀满。"《唐本草》："主冷气心腹胀满，下宿物。"《海药本草》："主五膈气结，心腹虚痛，赤白诸痢及呕吐咳嗽，并宜使皮，其主嗽。肉炙治眼涩痛。"《日华子本草》："消痰，下气，除烦，治水，调中，止泻痢，霍乱，奔豚肾气，肺气喘急，消食开胃，肠风泻血，崩中带下，五膈气，怀孕未足月漏胎及胎动欲生，胀闷气喘。并患痢人后分急痛产后阴痛，和蜡烧熏及热煎汤熏洗。"

乳，一般指人乳汁，甘、咸，平，归心、肺、胃经；补阴养血，润燥止渴。《别录》："补五脏，疗目赤痛多泪。"《韩氏医通》："大能益心气，补脑，治消渴症，风火症。"《本草通玄》："补真阴。"《本草再新》："补心益智，润肺养阴，除烦止渴，清热利水，止虚劳咳嗽，治眼目昏红。"现在可用牛乳代替。

第三方为针灸方。胃管穴指中脘穴，《千金要方》卷十六胀满第七："胀满气聚寒冷，灸胃管百壮，三报，穴在鸠尾下三寸。"属任脉，于腹正中线，脐上4寸。鸠尾，在脐上7寸，从鸠尾下3寸即中脘穴。

【现代药理研究】

1. 大蒜　大蒜素具有抗真菌作用，还能通过增强机体抗氧化能力发挥护肝作用[1-2]。

参考文献：

［1］Anna M, Ramona B, Ana SS, et al. Antifungal and antibacterial activities of allicin: A review［J］. Trends in Food Science & Technology, 2016（52）：49-56.

［2］刘超群，陈静，黄雪松，等. 大蒜多糖对慢性酒精中毒小鼠肝损伤的保护作用［J］. 吉林大学学报（医学版），2012，38（1）：23-27，175.

2. 葱白　研究发现，葱白汁有增加雄性小鼠性交次数、提高血浆睾酮含量及增加包皮腺、前列腺精囊重量的作用[1]。

参考文献：

［1］邹丽容，李雪艳，徐刚. 葱白汁对小鼠壮阳的药理实验报告［J］. 西北药学杂志，1994（2）：70-72.

3. 荜茇　荜茇提取物有保护胃黏膜的作用[1]。

参考文献：

［1］姚萍，高鸿亮，刘发. 荜茇根对胆汁反流胃炎大鼠模型的防治作用及对胃泌素、PGE_2、TNF-α、IL-8 含量的影响［J］. 中药药理与临床，2012，28（1）：111-114.

4. 诃黎勒（诃子）　诃子具有抑制肠蠕动、抗氧化、清除氧自由基作用[1-2]。

参考文献：

［1］于亚杰. 诃子提取液对小鼠胃肠运动的影响［J］. 中国现代药物应用，2013，7（15）：228-229.

［2］陈小玉，庄述娟，刘庆山. 诃子神经保护作用的药效物质基础［J］. 时珍国医国药，2012，23（10）：2425-2427.

疗诸冷疾腰腹痛方

【原文】

上取萧州艾叶半斤□西州枣二升，浓醋五升同□烂，去却核，却煎，以□搅至干，都出于□烂捣，两日后丸如□人不，兼膈上有热，止□者，每服酒服下，空心□见已有人得力不少。（P.5435）

【解析】

此方残缺较多，据所存药物分析。艾叶，苦、辛，温，归脾、肝、肾经；温经脉，散寒湿，理气血，止冷痛，安胎。《别录》："主灸百病。可作煎，止下利，吐血，下部匿疮，妇人漏血。利阴气，生肌肉，辟风寒，使人有子。"《药性论》："止崩血，安胎止腹痛。止赤白痢及五藏痔泻血"。"长服止冷痢。又心腹恶气，取叶捣汁饮"。《珍珠囊》："温胃。"《政和本草》卷九艾叶条引孟洗云："艾实与干姜为末，蜜丸，消一切冷气。"大枣，甘，温，归脾、胃经；补脾和胃，益气生津，调营卫，解药毒。《本经》："主心腹邪气，安中养脾，助十二经。平胃气，通九窍，补少气、少津液，身中不足，大惊，四肢重，和百药。"《别录》："补中益气，强力，除烦闷，疗心下悬，肠澼。"《日华子本草》："润心肺，止嗽。补五脏，治虚劳损，除肠胃癖气。"《珍珠囊》："温胃。"此处益气养血。醋，别名苦酒、米酒，酸、甘，温，归肝、胃经；散瘀消积，止血，安蛔，解毒。《别录》："消痈肿，散水气，杀邪毒。"《千金·食治》："治血运。"《本草拾遗》："破血运，除癥决坚积，消食，杀恶毒，破结气，心中酸水痰饮。"《日华子本草》："治产后妇人并伤损，及金疮血运；下气除烦，破癥结。治妇人心痛，助诸药力，杀一切鱼肉菜毒。"此处主要为散瘀止痛。酒，甘、苦、辛，温，有毒，归心、肝、肺、胃经；通血脉，御寒气，行药势。《别录》："主行药势，杀百邪恶毒气。"《本草拾遗》："通血脉，厚肠胃，润皮肤，散湿气。"《日华子本草》："除风及下气。"《医林纂要》："散水，和血，行气，助肾兴阳，发汗。"此处通脉散寒。四药合用有温经散寒、益气养血、化瘀止痛之功效。

【现代药理研究】

艾叶 艾叶挥发油具有抑菌、抗炎、抗过敏和镇痛、止咳平喘等作用[1-3]，艾叶提取物能够激活凝血因子Ⅻ发挥止血活血作用[4]。

参考文献：

［1］游思湘，何湘蓉，隆雪明，等. 艾叶挥发油体外抗菌作用研究［J］. 中兽医医药杂志，2011，30（3）：18-20.

［2］蒋涵，侯安继，项志学，等. 蕲艾挥发油的抗炎、抗过敏和镇痛作用［J］. 医学新知杂志，2005，15（2）：36-39.

［3］魏国会，杜梅素，宋宁，等. 艾叶油的平喘作用研究［J］. 时珍国医国药，2010，21（1）：86-87.

［4］王珊珊，成绍武，宋祯彦，等. 艾叶提取物激活凝血因子Ⅻ发挥止血活血功能［J］. 中华中医药学刊，2017，35（10）：2488-2492.

疗诸冷气方

【原文】

上取鸡、乌头一斤，细锉□了，同于大釜中煮，□候水至少，取二药□干，杵罗，面糊丸。如黄□及腰冷者，日服二十丸□。（S.5435）

【解析】

上方用鸡与乌头，同煮晒干，杵罗为末，面糊丸，治男子诸冷气及腰冷痛，类似于食疗方。鸡肉，甘，温；温中补脾，益气养血，补肾益精。《食疗本草》："黑雌鸡，治反胃、腹痛、骨痛、乳痈、安胎。"乌头，辛、苦，温，有大毒，归心、脾、肝、肾经；祛风除湿，散寒止痛。《本草纲目》："主大风顽痹。"煎服剂量为3~9g，且要久煎 0.5~1 小时。

【现代药理研究】

乌头　乌头主要成分是乌头碱，为一种生物碱。研究表明，其具有抗炎、镇痛、抗心律失常、强心的作用[1-2]。

参考文献：

[1] 方堃，李志会，李国辉，等. 次乌头碱对 H_2O_2 致大鼠心肌细胞凋亡的保护作用 [J]. 中国中医药科技，2010，17（4）：315-317，280.

[2] 林凌云，陈巧鸿，王锋鹏. 去甲二萜生物碱的药理活性 [J]. 华西药学杂志，2004（3）：200-205.

疗多冷气常服楮实丸方

【原文】

上取干姜四两、楮实四两□、别捣牛膝四两、桂心□，枣穰丸，如梧桐子大，□下三十丸，无忌。（S.5435）

【解析】

上方缺文较多，其现存药干姜、桂心温补脾肾，散寒逐冷；牛膝补肝肾，强腰膝；诸药详见前解。楮实，甘，寒，归肝、脾、肾经；滋肾，清肝，明目。《别录》："主阴痿水肿，益气，充肌肤，明目。"《日华子本草》："壮筋骨，助阳气，补虚劳，助腰膝，益颜色。"《本草汇言》："健脾养肾，补虚劳，明目。"《政和本草》："楮实壮筋骨，助阳气，补虚劳，助腰膝，益颜色。"全方当主治肝、脾、肾阳虚所致之沉寒痼冷的病证。

【现代药理研究】

楮实　动物实验研究表明，楮实具有提高学习记忆能力、抗老年痴呆、提高免疫力的作用[1-2]。

参考文献：

[1]胡利，李映红，吴正治. 楮实提取物改善老年性痴呆复合模型大鼠空间学习记忆能力及机制研究［J］. 中华行为医学与脑科学杂志，2010（11）：1001-1004.

[2]杨金枝，崔晓鸽. 楮实子油对血虚模型小鼠的实验研究［J］四川中医，2010，28（8）：57-58.

疗人腹肚痛不止方

【原文】

当归、艾、诃黎勒，煎汤服瘥。（P.3378）

【解析】

方中以当归养血活血；艾叶温经散寒，逐湿止痛；诃黎勒下气除满。诸药详见前解。

疗风劳方

【原文】

疗积年多冷，日久风劳，饮食不佳，阳道微弱，长服益智、补髓、身轻，积冷自除，用牛膝酒疗，大验。

人参四两，防风三两，黄芪五两，磁毛六两，桂心三两，牛膝六两，枳壳三两（炙），蒺藜子半升，桃仁半升，石斛四两，肉苁蓉四两，独活三两，天门冬四两，茯苓三两，生姜三两，生干地黄五两，鹿角屑五两。

上件药切如豆，以生绢袋盛向不津器中，以无灰酒清者大升，密封，头春三日，秋冬□即堪服，每服空腹，量性多少，勿重过度，忌如药法。（P.3144、3596）

【解析】

风劳，病名，又称肝劳，指虚劳病而复受风邪者。症见体虚食少，羸瘦，筋脉不利，手足多疼等。《诸病源候论》："风虚者，百病之长。劳伤之人，血气虚弱，其肤腠虚疏，风邪易侵，或游易皮肤，或沉滞脏腑，随其所感而众病生焉。"

上方中用人参、黄芪、茯苓、生姜温中健脾，补益中气；诸药详见前解。生地、麦冬、牛膝、石斛、桂心、苁蓉、鹿角滋阴助阳，补肾填髓，强壮筋骨。麦冬，甘、微苦，微寒，归心、肺、胃经；养阴生津，润肺清心。枳壳、桃仁行气活血。其余诸药见前解。独活，辛、苦，微温，归肾、膀胱经；祛风除湿，通痹止痛。《本经》："主风寒所击，金疮止痛，奔豚，痫痓，女子疝瘕。"《别录》："治诸风，百节痛风无久新者。"《药性论》："治中诸风湿冷，奔喘逆气，皮肌苦痒，手足挛痛，劳损，主风毒齿痛。"防风，辛、甘、温，归膀胱、肝、脾经；解表祛风，胜湿，止痉。《本经》："主大风头眩痛，恶风，风邪，目盲无所见，风行周身，骨节疼痹，烦满。"《日华子本草》："治三十六般风，男子一切劳劣，补中益神，风赤眼，止泪及瘫缓，通利五脏关脉，五劳七伤，羸损盗汗，心烦体重，能安神定志，匀气脉。"《长沙药解》："行经络，逐湿淫，通关节，止疼痛，舒筋脉，伸急挛，活肢节，起瘫痪，敛自汗、盗汗，断漏下、崩中。"独活、防风、蒺藜三药合用散风除痹强身。

【现代药理研究】

1.麦冬　麦冬多糖促进肠道益生菌增殖，影响肠道菌群代谢，有降脂减肥的作用[1]。麦冬提取物能降低血小板聚集作用[2]。

参考文献：

［1］石林林，王源，冯怡. 麦冬多糖MDG-1对膳食诱导肥胖模型小鼠肠道益生菌群多样性影响的研究［J］. 中国中药杂志，2015，40（4）：716-721.

［2］黄厚才，倪正，蔡雪珠. 麦冬对大鼠血小板聚集率的影响［J］. 上海实验动物科学，2001（3）：167-168.

2.独活　独活乙醇提取物具有降低血黏度[1]及抗风湿作用[2]。

参考文献：

［1］陈文良，陆原. 独活乙醇提取物活血化瘀作用研究［J］. 内蒙古中医药，2013，32（24）：6-7.

［2］赵琦，张军武. 短毛独活抗风湿性关节炎的药效学研究［J］. 吉林中医药，2010，30（9）：816-818.

3. 防风 中药防风具有调节机体免疫功能[1]、抗凝血[2]、过敏性[3]作用。

参考文献：

[1] 杨淳，田维毅. 防风多糖对巨噬细胞分泌细胞因子的影响 [J]. 贵阳中医学院学报，2011，33（4）：31-33.

[2] 初丽娟. 防风有效部位的药理作用研究 [J]. 大家健康（学术版），2016，10（13）：23-24.

[3] 陈子珺，李庆生，淤泽溥，等. 防风与刺蒺藜抗过敏作用的实验研究 [J]. 云南中医中药杂志，2003（4）：30-32.

【现代临床应用】

叶红等[1]发现牛膝酒方具有补肾填髓、健脾益气、荡涤脏腑沉滞、通痹止痛之功。在临床中，李应存教授运用牛膝酒治疗颈椎病、腰腿痛、类风湿关节炎、退行性骨性关节炎、骨质疏松症、外伤手术后陈旧性疼痛病灶等均取得了显著疗效。

参考文献：

[1] 叶红，李应存，李鑫浩，等. 李应存教授运用敦煌牛膝酒方治疗慢性骨关节疾病经验 [J]. 中医临床研究，2020，12（21）：3-4，20.

第四章

《辅行诀脏腑用药法要》男科方

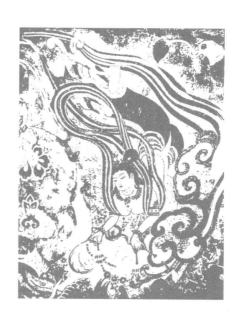

1974年，河北威县张大昌（字为靖）先生以"赤脚医生"的名义将《辅行诀脏腑用药法要》抄本寄赠给中国中医研究院（现中国中医科学院）。抄本题为"梁华阳隐居陶弘景撰"。张大昌云抄本所据原件乃来自敦煌石窟藏经洞。原中国中医研究院马继兴研究员、中国社会科学院张政烺和李学勤教授均提供了书面鉴定意见。马继兴认为："《辅行诀脏腑用药法要》抄本所据之原书，根据其所保留与引用的古俗字、讳字、别名、古病证名称，以及方剂配伍特征、文章结构与风格等多方面内容，可以确定绝非近世或今人仿造赝品，因而其成书年代下限绝不晚于北宋初期以前，是很值得重视的"（见《敦煌医药文献辑校》）。张政烺、李学勤认为："此书不是近代的伪作，但也不可能早到梁代……疑是后人辑录陶说为之，为了尊崇本师，在书名下加题'梁华阳隐居陶弘景撰'。"为了解此书的原委，邢喜平主任医师曾于1991年8月与一同事专程前往河北威县采访八十岁高龄的张大昌中医师。张先生详细叙述了此书得而复失的经过。

张大昌先生的祖父名张光荣，号偓南，晚清时到日本留学，回国后曾在湖北某军阀（似为王殿圆）手下任军马总稽察。听其祖父说，1915年奉命往张掖收购军马，随从是姚振阳军需官。因早已听说敦煌多古籍，故顺便前去探寻。因遇风沙，遂留宿教煌千佛洞。有位王道士问他们是何处人，以何为业，张光荣未敢暴露其真实身份，只说是行医的。王道士听罢说："法国人运走了六骆驼垛子卷子，我在装垛时暗中留下一卷，是医方，先生现在行医，我可以将其卖给你。"遂索价80块大洋，后经讨价以75块成交。归途路经西安时，在西安画市将其裱背，后送回原籍家中世袭珍藏。1966年"文化大革命"中，张大昌受到运动的冲击，其家中所藏典籍均被抄收散佚，此卷子也在其中，见此卷子另外尚有一些竹简。三四年后，张大昌在一村民家诊病时，见此卷子已被剪，经询问，是西家孩子糊风筝所余之物。当时张大昌尚未平反，朝不保夕，故未敢索回余物。说到卷子被毁，大昌先生禁不住痛哭失声。

张大昌回忆，此书是写在"绫子"即丝织品上的。卷子长约一丈二三，高尺许。卷首有三皇像，在三皇像四周为二十八宿和朱雀、玄武、青龙、白虎四神像。大昌先生并按记忆画了一张"三皇图"。张大昌先生对医学、文学、佛学等方面均有一定的造诣，他对此卷子特别珍爱，年轻时曾将其熟读背诵，并用其医方行医。八十岁高龄的张先生，对此卷子的段落、医方尚能背诵。

此书内容主要为辨五脏病证及其补泻药方、用药之法，治疗天行伤寒病之二旦六神方及救卒死各法，是一部以五脏辨证为主的重要临床著作。此书医方与传世古医书《伤寒论》《金匮要略方论》有多处相同相近之处，同属古之经方。张永文等人在"敦煌遗书《辅行诀脏腑用药法要》与陶弘景关系考"一文中也有上述说法，并在文中指出：

《辅行诀脏腑用药法要》是敦煌遗书中保存较为完整并极具代表性的著作，经学者多方面考证与研究认为其有较高的学术价值。其学术价值集中体现在其记载的 60 首方剂，这 60 首方剂源自古佚书《汤液经法》，由于《汤液经法》已佚，故通过《法要》中记载的印首方剂可窥《汤液经法》之原貌。《汤液经法》为张仲景《伤寒杂病论》经方之源，且其藏于敦煌藏经阁中，未经流传，未经校正，较好地保存了其原貌，历代医书从未见著录此书。分析《辅行诀脏腑用药法要》其名，有两个特点，一是以"诀"字命名，二是为"脏腑用药"。晋以前之道书、兵书、方使书等技艺类书多以"诀"命名，示其言简意赅也。陶弘景以"诀"字命名的著作有《集药诀》《登真隐诀》及《药总诀》等，《本草纲目》中引禹锡之言对《药总诀》作了简要介绍："禹锡曰：梁陶隐居撰，凡二卷，论药品五味寒热之性。主疗疾病及采蓄时月之法。"可见陶弘景时代确有以"诀"字命名的著作。《法要》频频以"陶云""陶隐居云""弘景曰"等称谓提出学术思想，可见《法要》作者并非陶弘景，若是陶弘景著作，不应以"陶云""陶隐居云""弘景曰"等称谓，当为其弟子集陶弘景学术思想或后人托其名而成，为尊陶弘景而曰"梁华阳隐居陶弘景撰"。（张永文等，敦煌遗书《辅行诀脏腑用药法要》与陶弘景关系考，河北中医，2010 年 3 月第 32 卷第三期 433-435）

《法要》卷首小序：隐居曰：凡学道辈，欲求永年，先须祛疾。或有夙瘤，或患时恙，一依五脏补泻法例，服药数剂，必使脏气平和，乃可进修内视之道。不尔，五精不续，真一难守，不入真景也。服药祛疾，虽系微事，亦初学之要领也。诸凡杂病，服药汗吐下后，邪气虽平，精气被夺，致令五脏虚疲，当即据证服补汤数剂以补之。不然，时日久旷，或变为损证，则生死转侧耳。谨将五脏虚实证候悉列于左，庶几识别无误焉。

注："隐居"，即陶弘景自号。陶弘景为南北朝齐梁间著名道教思想家、医药学家、炼丹家、文学家，字通明，丹阳秣陵（今江苏南京）人，生活于公元 456-536 年间。善书法，尤精行书，长于医药、历算、道学、地理。平生著书十余种，著有《真诰》《登真隐诀》《养性延命录》《真灵位业图》《陶氏效验方》《陶隐居本草》《药总诀》《二牛图》等。医药著作主要有《神农本草经集注》《补阙肘后百一方》等。

此段为该书的卷首小序，将修道与医药养生治病融为一体，大意为初学修道者，先要祛除疾病，强壮身体，然后才可以修炼内视功法。五脏疾病分为虚证和实证，虚则补之，实则泻之。强调固护正气的重要性，并说明一切杂病使用汗吐下等泻法后，虽然邪气已祛除，但是正气也同时受到损伤，后期当用补法。这与《黄帝内经》的思想是一致的。

现将涉及男科疾病的相关方剂摘录并解析如下。

辨肾脏病证文并方

【原文】

肾气虚则厥逆；实则腹满，面色正黑，泾溲不利。

肾病者，必腹大胫肿，身重，嗜寝。虚则腰中痛，大腹小腹痛，尻阴股膝挛，髀腨足皆痛。

邪在肾，则骨痛，阴痹。阴痹者，按之不得。腹胀，腰痛，大便难，肩背项强痛，时眩仆。取之涌泉、昆仑，视有余血者尽取之。

陶云：肾德在坚。故经云：以苦补之，甘泻之；肾苦燥，急食咸以润之，至津液生也。

【解析】

上文主要叙述肾气虚、肾病时出现的症状和治法，尤其是以苦补之、以甘泻之、以咸以润之的治法具有指导意义。涌泉穴，别名地冲，出《灵枢·本输》，属足少阴肾经，位于足前部凹陷处第2、3趾趾缝纹头端与足跟连线的前三分之一处，当蜷足时呈凹陷处是肾经的首穴。《黄帝内经》："肾出于涌泉，涌泉者足心也。"昆仑穴，又名下昆仑，出《灵枢·本输》，属足太阳膀胱经。昆仑，广漠无艮也。昆仑名意指膀胱经的水湿之气在此吸热上行。本穴物质为膀胱经经水的气化之气，性寒湿，由于足少阳、足阳明二经的外散之热作用，寒湿水气吸热后亦上行并充斥于天之天部，穴内的各个层次都有气血物存在，如广漠无艮之状，故名"昆仑穴"，位于足部外踝尖与跟腱水平线之中点凹陷处。

小泻肾汤

【原文】

治小便赤少，少腹满，时足胫肿者方。

茯苓、甘草、黄芩各三两。

上三味以水三升，煮取一升，顿服。

【解析】

茯苓淡渗利湿，甘草味甘缓之，黄芩味苦清热燥湿，三药渗湿利尿，消肿，除少腹胀满，详见前解。可用以治疗泌尿系感染、肾性水肿、前列腺炎、前列腺增生等。

附1

淋　证

淋证是以小便频数，淋沥刺痛，欲出未尽，小腹拘急，或痛引腰腹为主症的病证。相当于西医学中的急慢性尿路感染、泌尿道结核等。

《素问·六元正纪大论》称本病为"淋"，指出淋证为小便淋沥不畅，甚或闭阻不通之病证。东汉·张仲景在《金匮要略·五脏风寒积聚病脉证并治》中称其为"淋秘"，将其病机归为"热在下焦"，并在《金匮要略·消渴小便不利淋病脉证并治》中对本病的症状做了描述："淋之为病，小便如粟状，小腹弦急，痛引脐中。"《中藏经》根据淋证临床表现的不同，提出"淋有冷、热、气、劳、膏、砂、虚、实八种"。隋·巢元方在《诸病源候论·诸淋病候》中把淋证分为石、劳、气、血、膏、寒、热七种，而以"诸淋"统之，指出："诸淋者，由肾虚而膀胱热故也。"明清时期，张介宾在《景岳全书·淋浊》中倡导"凡热者宜清，涩者宜利，下陷者宜升提，虚者宜补，阳气不固者宜温补命门"的治疗原则。清·尤在泾在《金匮翼·诸淋》中说："初则热淋、血淋，久则煎熬水液，稠法如膏、如砂、如石也。"说明各种淋证可相互转化或同时存在。

一、中医病因病机

淋证的主要病因为外感湿热、饮食不节、情志失调、禀赋不足或劳伤久病。其主要病机为湿热蕴结下焦，肾与膀胱气化不利，其病位在膀胱和肾。病理性质有虚有实，且多见虚实夹杂之证，多以肾虚为本，膀胱湿热为标。

二、西医病因

西医学认为急慢性尿路感染、泌尿道结核、尿路结石、急慢性前列腺炎、化学性膀胱炎、乳糜尿以及尿道综合征等病属于中医学"淋证"范畴。其病因有泌尿系感染、尿路梗阻、尿路损伤、尿路畸形、机体免疫力下降、遗传因素等。

三、诊断标准

具有淋证的小便频急，滴沥不尽，尿道涩痛，小腹拘急，痛引腰腹等基本临床特征。尚可有各种淋证各自的特征。

四、中医治疗

淋证有六淋之分，证情有虚有实，且多虚实夹杂，各种淋证又常易转化。临床辨证首先应别六淋之类别，其次须辨证候之虚实，虚实夹杂者，须分清标本虚实之主次、证情之缓急，最后须辨明各淋证的转化与兼夹。

热淋治宜清热利湿通淋，方用八正散加减；石淋治宜清热利湿，排尿通淋，方用石韦散加减；血淋治宜清热利湿，凉血止血，方用小蓟饮子加减；气淋治宜理气疏肝，通淋利尿，方用沉香散加减；膏淋治宜清热利湿，分清泄浊，方用程氏萆薢分清饮；劳淋治宜补脾益肾，方用无比山药丸加减。其他疗法有针灸、外治法等。

五、西医治疗

对于淋证的治疗分为非手术治疗和手术治疗。非手术治疗包括卧床休息、良好的饮食习惯、心理调节以及避免劳累、药物治疗（抗生素等）等。手术治疗如膀胱镜取石、超声波体内碎石、尿道扩张术、尿道环切术等。

六、邢喜平主任医师临床经验

邢喜平主任医师认为，本病病位在肾与膀胱，主要由湿热蕴结下焦，影响肾与膀胱气化功能，从而导致淋证，与西医的泌尿系感染相当。其基本治则为：实则清利，虚则补益。而在临床上，不少医家滥用苦寒攻下之品，加之滥用西医抗生素治疗，故须在临床上多注意。具体而言，实证以膀胱湿热为主者，治宜清热利湿。虚证以脾虚为主者，治宜健脾益气；以肾虚为主者，治宜补虚益肾。同时正确掌握标本缓急，在淋证治疗中尤为重要。对于虚实夹杂者，又当通补兼施，审其主次，兼顾缓急。

附2

水　肿

水肿是体内水液滞留，泛滥肌肤，以头面、眼睑、四肢、腹背甚至全身浮肿为特征表现的一类病证。严重的还可能伴有胸水、腹水等。西医学中的急慢性肾小球肾炎、肾病综合征、继发性肾小球疾病等均属本病范畴。

《黄帝内经》对"水"的病因病机、症状、发病脏腑和主要类证鉴别都有所阐述，病因有劳汗当风、邪客玄府、饮食失调、气道不通等；病机与肺、脾、肾、三焦等有关，其中"以肾为本"；治法方面提出要衡量轻重缓急，采取发汗、利尿、荡逐水积等不同方法，为后世认识本病奠定了理论基础。《素问·汤液醪醴论》提出："平治于权衡，去菀陈莝……开鬼门，洁净府。"张仲景在《金匮要略·水气病脉证并治》中，把水气病分为风水、皮水、正水、石水四型，此外，又对"五脏水"的辨证作了专条叙述。《金匮要略》在治则上指出"诸有水者，腰以下肿当利小便，腰以上肿当发汗乃愈"。用于风水、皮水等表证的越婢汤、越婢加术汤、防己黄芪汤、防己茯苓汤等方，至今仍被广泛用于临床。宋·严用和将水肿分为阴水、阳水两大类。《严氏济生方·水肿门》曰："阴水为病，脉来沉迟，色多青白，不烦不渴，小便涩少而清，大腑多泄……阳水为病，脉来沉迟，色多黄赤，或烦或渴，小便赤涩，大腑多闭。"为其后水肿病的临床辨证奠定了基础。严用和认为水肿属于虚证者多与脾、肾虚有关。《严氏济生方·水肿门》说"水肿为病，皆由真阳怯少，劳伤脾胃，脾胃既寒，积寒化水"，治疗上要"先实脾土……后温肾水"，把脾胃虚寒作为病机的主要矛盾，实脾饮命名取义也在乎此。明·李中梓《医宗必读》、明·张介宾《景岳全书》、清·喻昌《医门法律》所持三纲病机学说（以肺、脾、肾为三纲），论亦类似，都认为本病为肺、脾、肾相干之病。因为水为至阴，故其本在肾；水化于气，其标在肺；水惟畏土，其制在脾。这些都是命门学说在水肿病机上的具体应用。

一、中医病因病机

水肿的病位在肾、肺、脾，其中与肾关系最为密切，肾主水。病因有风邪袭表、疮毒内犯、外感水湿、饮食不节及禀赋不足、久病劳倦；水肿的基本病机为肺失通调、脾失传输、肾失开阖、三焦气化不利，水液代谢失常，潴留体内，泛滥肌肤。临床上有虚有实，或虚实夹杂。病理因素有风邪、水湿、疮毒、瘀血。

二、西医病因

引起水肿的原因有生理性和病理性两大类。其中生理性原因包括月经、妊娠、内分泌等因素；病理性原因如心脏疾病、肝脏疾病、肾功能障碍、结缔组织疾病等。

三、诊断标准

水肿先从眼睑或下肢开始，继及四肢全身。轻者仅眼睑及足胫浮肿；重者全身皆肿，甚则腹大胀满，气喘不能平卧。

四、中医治疗

水肿的治疗应分阴阳。阳水主要治以发汗、利小便、益肺健脾，水势壅盛则可酌情暂行攻逐，总以祛邪为主；阴水则主要治以温阳益气、健脾、益肾、补心，兼利小便，酌情化瘀，总以扶正助气为治。虚实并见者，则攻补兼施。

阳水：风水相搏证治宜疏风清热，益肺行水，方用越婢加术汤加减；湿毒浸淫证治宜宣肺解毒，利湿消肿，方用麻黄连轺赤小豆汤合五味消毒饮加减；水湿浸渍证治宜五皮饮合胃苓汤加减；湿热壅盛证治宜分利湿热，方用疏凿饮子。

阴水：脾阳虚衰证治宜健脾温阳利水，方用实脾饮加减；肾阳虚衰证治宜温肾助阳，化气行水，方用真武汤加减；瘀水互结证治宜活血化瘀，化气行水，方用桃红四物汤合五苓散加减。

五、西医治疗

西医学治疗水肿包括对因治疗和利尿剂治疗两大类。对因治疗，如心力衰竭引起者，采取强心治疗；肾病引起者，根据具体的原因和病理类型进行治疗；肝病引起者，则补充蛋白质，采取药物治疗等。利尿剂治疗如采用呋塞米、氢氯噻嗪、螺内酯等药物进行治疗。

六、邢喜平主任医师临床经验

邢喜平主任医师认为，人体水液的正常输布与排泄，主要依靠肺、脾、肾相互作用，并与三焦、膀胱的气化功能密切相关。水肿一病，由人体水液代谢失常引起，与肾、肺、脾三脏关系密切，有虚有实，或虚实夹杂。发汗、利尿、泻下逐水是水肿治疗的基本原则。具体而言，应视阳水、阴水之不同，阳水多以祛邪为主，阴水多以扶正为主。

附3

精　浊

精浊又名白浊、白淫、淋浊，相当于西医学的慢性前列腺炎，多发于中青年，约 50% 的男性在一生中的某个阶段会受到前列腺炎的困扰。1995 年美国国立卫生研究院（NIH）将前列腺炎分为急性细菌性前列腺炎、慢性细菌性前列腺炎、慢性非细菌性前列腺炎和慢性骨盆疼痛综合征、无症状的炎症性前列腺炎，虽分型不同，但从临床表现上却难以区分，均表现为腰骶部、会阴部、下腹部、睾丸、阴茎等部位疼痛，伴有排尿刺激或梗阻症状，性功能障碍或精神紧张、焦虑等症状。本病在临床上以发病缓慢、病因病理复杂、症状表现多样、体征不典型、病理迁延、反复发作、经久难愈为特点。中医学虽无"前列腺炎"病名，但对本病的某些临床症状却早有认识，如《素问·玉机真藏论》说："少腹冤热而痛，出白"，即指小腹胀痛不适，从小便滴出乳白色的混浊液体而言，因病位在精室，故称"精浊"。

一、中医的病因病机

本病与肝、肾、膀胱等脏腑功能失常有关，病位主要在精室。多由相火妄动，所愿不遂，或忍精不泄，肾火郁而不散，离位之精化为白浊；或房事不洁，湿热从精道内侵，湿热壅滞，气血瘀阻而成。或病久伤阴，肾阴暗耗，出现阴虚火旺证候；亦有体质偏阳虚者，久则火势衰微，易见脾肾阳虚之象。其基本病机为肾虚为本，湿热、肝郁为标，瘀滞为变。

二、西医病因

西医学认为慢性前列腺炎病因复杂，可能是由于房事过度、频繁的性冲动、经常在射精前的瞬间中断性交、酗酒或嗜食辛辣酸冷等刺激性食物，造成前列腺反复过度充血，使前列腺腺泡肿胀，腺体组织水肿，日久腺体被破坏，表现为慢性炎症的病理变化。其病理改变主要是腺叶纤维增生、腺管阻塞及炎细胞浸润等，腺泡及腺管的炎症反应可使腺管梗阻，分泌物郁积，引流不畅，从而又加重局部组织的病变。

三、诊断标准

患者可出现尿频、尿急、尿痛、尿道灼热、尿余沥，或晨起、尿末或大便时自尿道溢出白色的分泌物；阴囊、睾丸、小腹、会阴、腰骶等部位疼痛、坠胀或不适感；可伴有头晕耳鸣、失眠多梦、焦虑抑郁，甚或出现阳痿、早泄、遗精等。

四、中医治疗

精浊的治疗应抓住肾虚、湿热、肝郁、瘀滞四个基本病理环节，分清主次，权衡用药。

湿热蕴结证治宜清热利湿，行气活血，方用程氏萆薢分清饮加减；气滞血瘀证治宜活血化瘀，行气止疼，方用前列腺汤加减；肝气郁滞治宜疏肝解郁，方用柴胡疏肝散加减；肾阴不足证治宜滋阴补肾，清泻相火，方用知柏地黄丸加减；脾肾阳虚证治宜温补脾肾，行气活血，方用济生肾气丸加减。同时配合灌肠、坐浴、直肠给药（前列安栓）、针灸、物理疗法（射频、微波、超声外治）等。

五、西医治疗

西医治疗分为一般治疗、药物治疗、局部治疗等。

1. 一般治疗：对患者进行健康教育、心理和行为疏导；禁酒，避免辛辣刺激性食物，注意保暖，避免久坐、憋尿，加强体育锻炼，规律进行性生活等有助于患者病情恢复。

2. 药物治疗：针对病原体，根据药敏试验合理选用抗生素。还可选用解痉、镇痛、α受体阻断剂（坦索罗辛、特拉唑嗪等）、M受体阻滞剂（托特罗定）、抗抑郁及抗焦虑药物（5-HT再摄取抑制剂）等对症治疗。

3. 局部治疗：包括局部用药（前列腺内药物注射、直肠给药、输精管给药等）、前列腺热疗（微波、短波、超短波、红外线、射频、磁疗等）、生物反馈、前列腺按摩等在内的多种疗法。

六、邢喜平主任医师临床经验

邢喜平主任医师认为，精浊属于临床常见之疑难病，病因复杂、病程较长、病情顽固且反复。临床症状多样且无特异性，病机变化多端，初病多实，久病多虚，或虚实夹杂。辨证论治时，应围绕本病病机之标（湿热、肝郁）本（肾虚）变（瘀滞）化，分清主次，权衡用药，或清热利湿，或调补肝肾，或疏肝通络，或祛瘀排浊，或综合运用。临床上多用经验方随证加减，具有补肾、清热利湿、行气活血之功效。其药物组成为：熟地、泽泻、补骨脂、青皮、三棱、莪术、王不留行、益母草、琥珀、茯苓、虎杖、川楝子、小茴香、羌活、郁金、香附等。

在辨证论治的同时，应配合其他疗法综合治疗，并注意生活与饮食调护，以提高临床疗效。

附4

精　瘾

精瘾是以排尿不畅、夜尿增多、尿频、排尿费力、尿线中断为主要临床症状的一种疾患，是引起中老年男性排尿障碍的良性疾病，相当于西医学的前列腺增生症，又称良性前列腺增生症，具有病程长、发展慢等特点。《黄帝内经》首次提出"瘾闭"病名，提出"其病瘾闭，邪伤肾也"，"膀胱病，小便闭"。《诸病源候论》提出"小便不通，由膀胱与肾具有热故也"。最初症状多于50岁以后出现，且随年龄增加发病率逐渐增高，症状随年龄增长进行性加重，其中60岁发病率超过60%，80岁发病率超过80%，随着人口平均寿命的增加，前列腺增生总发病率逐年上升。

一、中医病因病机

精瘾的基本病机是三焦失司，膀胱气化不利，但精瘾多见于老年人，临床上常表现出虚实夹杂，症状随年龄增加而进行性加重的特点。《素问·灵兰秘典论》曰："三焦者，决渎之官，水道出焉。膀胱者，州都之官，津液藏焉，气化则能出矣。"小便出于气化，决渎赖于三焦，与肺、脾、肾功能失调密切相关，也与气滞、湿热、血瘀等因素相关。病因主要分为：肺热壅盛、中气下陷、肾阳亏虚、肝郁气滞、湿热下注、下焦血瘀。

二、西医病因

西医学认为，引起精癃的发生必须具备年龄的增长和有功能的睾丸两个重要条件，具体的发病机制尚不明确，相关学说包括双氢睾酮学说、细胞凋亡学说、雄激素及与雌激素的相互作用学说、细胞因子学说、炎症学说、神经递质学说、遗传学说等。

三、诊断标准

临床表现：临床上将精癃症状分为刺激症状、梗阻症状和尿后症状。刺激（又称储尿期）症状包括尿频尿急，排尿次数增加，夜尿频繁，不能忍尿、尿失禁等；梗阻（又称排尿期）症状包括排尿困难，排尿时间延迟，排尿间断，尿流变细等。尿后症状包括排尿不完全（尿不尽感）、尿后滴沥等。急性尿潴留是最常见的并发症，其他并发症有泌尿道感染、膀胱憩室、结石、肾积水、血尿、肾衰竭、痔疮、疝气等。

四、中医治疗

精癃的治疗应根据病情性质、临床主要症状，分析虚证实证。实证起病急，病程短，排尿困难，小便点滴而下，甚则点滴不出等，分为肺热壅盛证、下焦血瘀证、湿热下注证、肝气郁结证四种。虚证多起病发展缓慢，病程较长，排尿困难，排尿无力，小便点滴而下，甚则点滴不出等，分为肾阳亏虚证、中气下陷证两种。

肺热壅盛证治宜宣肺清热，通利水道，方用清肺饮加减；下焦瘀血症治宜清化瘀浊，通利小便，方用抵当汤或春泽汤加减；湿热下注证治宜清热利湿，通利膀胱，方用八正散加减；肝郁气滞证治宜疏肝理气，方用沉香散加减；肾阳亏虚证治宜补肾益气，通利膀胱，方用济生肾气丸加减；中气下陷证治宜补中益气，升提通调，方用补中益气汤合五苓散加减。同时配合药物外治、针灸、导尿等疗法。

五、西医治疗

1. 西药治疗：目前运用最广泛的主要是 α 受体阻滞剂和 5α- 还原酶抑制剂。其他还有 M 受体阻滞剂、植物制剂。α 受体阻滞剂种类很多，目前临床应用主要是 α_1 受体阻滞剂，包括坦索罗辛、多沙唑嗪、特拉唑嗪等。其作用机制主要是通过阻断前列腺和膀胱颈部平滑肌表面的肾上腺素受体松弛平滑肌，缓解膀胱出口的动力性梗阻。5α- 还原酶抑制剂通过抑制体内睾酮向双氢睾酮转换，减少前列腺内双氢睾酮的含量，缩小前列腺体积、减轻尿流梗阻，进而缓解症状。药物有非那雄胺、度他雄胺。

2. 手术治疗：精癃是一种渐进性疾病，部分患者需要手术治疗，以解除下尿路梗阻和防止严重并发症。手术方式很多，包括经尿道前列腺电切术、电气化术、切开术和各类激光术，前列腺气囊扩张术，前列腺支架等。

六、邢喜平主任医师临床经验

邢喜平主任医师认为，精癃治疗应以"六腑以通为用"为原则，注重于通，即通利小便。通利之法，应因证候之虚实而异。实证治宜清热利湿，行气散瘀，气机利而水道自通。虚证治宜温补脾肾，助阳气化，气化得行，则小便自利。同时根据病因病机，病变在肺、脾、肾之不同，进行辨证论治，不可滥用通利之药。此外，尚可根据"上窍通，而后下窍之水出焉"的理论，用宣提肺气法，开上以通下，即"提壶揭盖"之法治疗，临床上多用苦杏仁、桔梗以宣提肺气。此外，应注意保持大便通畅。《景岳全书》曰："大小便俱不通者，必先通其大便，则小便之通矣"，即所谓"通后窍以利前阴"。

大泻肾方

【原文】

治小便赤少，或时溺血，少腹迫满而痛，腰如折，耳鸣者方。茯苓、甘草、大黄、黄芩各三两，芍药、干姜各一两。

以上六味以水五升，煮取二升，日二，温服。

【解析】

茯苓淡渗利湿，甘草味甘缓之，黄芩清热燥湿，大黄荡涤实邪，芍药缓急止痛，干姜温中缓急。本方在上方基础上增加大黄攻积、泻火、通便；芍药此处方应以赤芍为宜，起清热凉血、散瘀止痛之功。赤芍，苦，微寒，归肝经。《本草经集注》："芍药赤者小利，俗方以止痛，乃不减当归。"缪希雍《本草经疏》："木芍药色赤，赤者主破散，主通利，专入肝家血分，故主邪气腹痛。其主除血痹、破坚积者，血瘀则发寒热，行血则寒热自止，血痹疝瘕皆血凝滞而成，肢凝滞之血，则痹和而疝瘕自消。凉肝故通顺血脉，肝主血，入肝行血，故散恶血，逐贼血。营气不和则逆于肉里，结为痈肿，行血凉血，则痈肿自消。妇人经行属足厥阴肝经，入肝行血，故主经闭。肝开窍于目，目赤者肝热也，酸寒能凉肝，故治目赤。肠风下血者，湿热肠血也，血凉则肠风自止矣。"白芍，苦、酸，微寒，归肝、脾经；养血调经，平肝止痛，敛阴止血。《别录》："通顺血脉，缓中，散恶血，逐贼血，去水气，利膀胱、大小肠，消痈肿，（治）时行寒热，中恶腹痛，腰痛。"《药性论》："治肺邪气，腹中㽲痛，血气积聚，通宣脏腑拥气，治邪痛败血，主时疾骨热，强五脏，补肾气，治心腹坚胀，妇人血闭不通，消瘀血，能蚀脓。"《日华子本草》："治风补痨，主女人一切病，并产前后诸疾，通月水，退热除烦，益气，治天行热疾，瘟瘴惊狂，妇人血运，及肠风泻血，痔瘘发背，疮疥，头痛，明目，目赤，翳肉。"赤芍与白芍的区别，在《本草求真》中说："赤芍与白芍主治略同，但白则有敛阴益营之力，赤则止有散邪行血之意；白则能于土中泻木，赤则能于血中活滞。故凡腹痛坚积，血瘕疝痹，经闭目赤，因于积热而成者，用此则能凉血逐瘀，与白芍主补无泻，大相远耳。"

【现代临床应用及研究】

陈宏等[1]实验研究表明，敦煌古方大泻肾汤可有效地改善并调节慢性非细菌性前列腺炎的免疫功能，调节局部细胞因子 IL-8 的表达，抑制和改善前列腺组织形态结构的损伤，减轻炎细胞浸润，抑制纤维组织增生。朱向东等[2]实验研究揭示，大泻肾汤通过减少前列腺湿重，升高前列腺指数，改善血液流变学，提高前列腺的免疫功能和改善血管内皮功能，促进前列腺炎康复。陈宏等[3]后续实验结果[3]显示，敦煌古方大泻肾汤能够改善慢性前列腺炎模型大鼠局部炎性反应，并可降低前列腺组织 NF-κB p65 的表达，可能的作用机制为通过调控 NF-κB 信号通路，从而调控炎性细胞因子表达。丁文君等[4]研究发现，本方可治疗泌尿系感染、膀胱炎、前列腺炎等病引起的尿血、耳鸣、腰困、小腹痛等症状。连续使用敦煌辅行诀大泻肾汤 1 个疗程能明显改善排尿症状，并有效缓解小腹、会阴部及阴囊的坠胀疼痛症状，提高生活质量；改善 NIH. CPSI 评分，降低 EPS 中 WBC 计数和 MMP-2、TGF-β1 表达水平。通过下调前列腺局部炎症因子转录水平，抑制炎症细胞聚集、浸润，并诱导 TGF-β1 表达降低，具有较好的安全性，为临床治疗慢性前列腺炎提供了一种可行的思路和方法。另有文献报道[5]，靳锋主任医师应用此方治疗白塞综合征，疗效显著。

参考文献：

[1] 陈宏，杨国英，李彦龙，等. 敦煌大泻肾汤对非细菌性前列腺炎大鼠的影响 [J]. 宁夏医学杂志，2014，36（9）：778-780.

［2］朱向东，王燕. 敦煌辅行诀大泻肾汤治疗大鼠非细菌性前列腺炎的作用机制［J］. 中国老年学杂志，2014，34（15）：4254-4256.

［3］陈宏，马琼. 大泻肾汤对自身免疫性慢性前列腺炎大鼠局部NF-κB的影响［J］. 宁夏医科大学学报，2020，42（11）：1108-1111，1118.

［4］丁文君，沈明霞，靳锋，等. 敦煌辅行诀大泻肾汤联合西药治疗慢性前列腺炎60例［J］. 中医研究，2016，29（1）：8-10.

［5］丁文君，沈明霞，李建省. 靳锋主任医师运用敦煌辅行诀大泻肾汤治疗白塞综合征经验［J］. 中医研究，2016，29（6）：26-28.

小补肾汤

【原文】

治精少，骨蒸羸瘦，脉快者方。

地黄、竹叶、甘草各三两，泽泻一两。

上四味，以水八升，煮取三升，日三服。若小便血者，去泽泻，加地榆一分。若大便血者，去泽泻，加伏龙肝如鸡子大。若遗精者，易生地黄为熟地黄。若小便冷，茎中痛，倍泽泻。少腹苦迫急者，去泽泻，加牡丹皮一两半。小便不利者，仍用泽泻；心烦者，加竹叶；腹中热者，加栀子十四枚，打。

【解析】

骨蒸，因形容其发热似自骨髓蒸蒸而出，故名。《外台秘要》卷十三："骨髓中热，称为骨蒸。"《诸病源候论·虚劳骨蒸候》："蒸病有五，一曰骨蒸，其根在肾，旦起体凉，日晚即热，烦躁，寝不能安，食无味，小便赤黄，忽忽烦乱，细喘无力，腰疼，两足逆冷，手心常热，蒸盛过伤，内则变为疳，食人五脏。"并常见有盗汗、遗精、梦交等症。由阴虚内热所致，治宜养阴清热。方中地黄滋阴降火，详见前解。竹叶，甘淡，寒，入心、肺、胆、胃经；清热除烦，生津利尿。《别录》："主胸中痰热，咳逆上气。"《食疗本草》："主咳逆，消渴，痰饮，喉痹，除烦热。"《日华子本草》："消痰，治热狂烦闷，中风失音不语，壮热，头痛头风，并怀妊人头旋倒地，止惊悸，温疫迷闷，小儿惊痫天吊。"此方主要为清心泻火。甘草，味甘缓之。泽泻，甘，寒，入肾、膀胱经；利水，渗湿，泄热。《本经》："主风寒湿痹，乳难，消水，养五脏，益气力，肥健。"《别录》："补虚损五劳，除五脏痞满，起阴气，止泄精、消渴、淋沥，逐膀胱、三焦停水。"《药性论》："主肾虚精自出，治五淋，利膀胱热，直通水道。"《日华子本草》："治五劳七伤，主头旋、耳虚鸣、筋骨挛缩，通小肠，止遗沥、尿血。"此方主要淡渗利湿。四药共起滋阴降火、淡渗利湿的作用，疗精气虚少、骨蒸羸瘦。此方可治肾阴虚型少精、多梦、盗汗；可用于不育症（少精症）、虚劳、阳痿、早泄等肾阴虚证诸病的加减使用。

在原方加减使用中，地榆苦、酸，寒，归肝、大肠经；凉血止血，清热解毒。《本经》："主妇人乳痓痛，七伤，带下病，止痛，除恶肉，止汗，疗金疮。"《别录》："止脓血，诸瘘，恶疮，消酒，除消渴，补绝伤，产后内塞，可作金疮膏"。"主内漏不止，血不足"。《日华子本草》："排脓，止吐血，鼻洪，月经不止，血崩，产前后诸血疾，赤白痢并水泻，浓煎止肠风。"《开宝本草》："别本注云，止冷热痢及疳痢热。"伏龙肝，即灶心土，辛，温，归脾、胃经；温中燥湿，止呕止血。《别录》："主妇人崩中，吐血，止咳逆，止血，消痈肿毒气。"《日华子本草》："治鼻洪，肠风，带下血崩，泄精尿血。催生下胞。"《本草蒙筌》："辟除时疫，安胎。捣细，调水服之。"《本草纲目》："治心痛狂癫。妊娠护胎，诸疮。"牡丹皮，辛、苦，凉，归心、肝、肾经；清热凉血，活血化瘀。《本经》："主寒热，中风瘛疭、痉、惊痫邪气，除癥坚瘀血留舍肠胃，安五脏，疗痈疮。"《别录》："除时气头痛，客热五劳，劳气头腰痛，风噤，癫疾。"《药性论》："治冷气，散诸痛，治女子经脉不通，血沥腰疼。"《日华子本草》："除邪气，悦色，通关膜血脉，排脓，通月经，消扑损瘀血，续筋骨，除风痹，落胎下胞，产后一切冷热血气。"《珍珠囊》："治肠胃积血、衄血、吐血，无汗骨蒸。"《纲目》："和血，生血，凉血。治血中伏火，除烦热。"栀子，苦，寒，归心、肺、三焦经；泻火除烦，清热利尿，凉血解毒。《本经》："主五内邪气，胃中热气，面赤，酒疱皶鼻，白癞，赤癞，疮疡。"《别录》："疗目热亦痛，胸心、大小肠大热，心中烦闷，胃中热气。"《本草纲目》："治吐血、衄血、血痢、下血、血淋，损伤瘀血，及伤寒劳复，热厥头痛，疝气，汤火伤。"

【现代临床应用及研究】

颜春鲁等[1]研究表明，小补肾汤不但对机体脂质过氧化作用有一定的保护作用，而且可促进尿镉的排出，还可防止体内自由基的产生，降低机体肾脏损伤程度，有效拮抗镉的慢性毒性，因此对于治疗镉中毒有一定作用；可显著降低镉染毒大鼠血清 ALP、TRACP-5b、BUN，同时可显著增加大鼠血清 Ca、P 等，提示小补肾汤对于镉染毒大鼠骨和肾功能具有一定的修复作用。安方玉等[2]实验研究显示，小补肾汤对镉所致大鼠的免疫损伤和细胞凋亡具有保护作用。用小补肾汤干预后，各干预组大鼠脾脏指数及 IL-2 含量显著增加，T 淋巴细胞转化刺激指数显著增加，且 TGF-β1 含量显著降低。其机制可能是通过调节机体的细胞因子表达，从而纠正和改善机体的免疫功能。李兆弟等[3]发现，临床上运用小补肾汤随证加减治疗痿证，可使患者先天之精藏之有度、用之有时，达到肌肉得以营养增长的目的。

参考文献：

［1］颜春鲁，李盛华，刘永琦，等. 敦煌医方小补肾汤对镉染毒大鼠骨和肾功能的影响［J］. 西部中医药，2017，30（1）：11-14.

［2］安方玉，颜春鲁，刘永琦，等. 小补肾汤对镉染毒模型鼠免疫细胞增殖及凋亡的影响［J］. 中华中医药学刊，2018，36（2）：

438-441.

［3］李兆弟，刘洋，翟志光，等.《辅行诀脏腑用药法要》小补肾汤在痿证治疗中的应用［J］. 中国中医基础医学杂志，2014，20（5）：639-641.

大补肾汤

【原文】

治精气虚少，腰痛，骨痿，不可行走，虚热冲逆，头目眩，小便不利，脉软而快者方。

地黄、竹叶、甘草各三两，泽泻、桂枝、干姜、五味子各一两。

上七味以长流水一斗，煮取四升，温分四服，日三，夜一服。

【解析】

地黄、竹叶、甘草、泽泻的作用同上方，另加五味子益金生水，收敛固涩，益气生津，补肾宁心。加桂枝温通经脉，助阳化气，散寒止痛，加干姜温中散寒，回阳通脉。诸药详见前解。共疗肾气虚、肾阳虚所致精气虚少，腰膝酸软发冷，小便不利，虚热内生。此方在临床应用广泛，相关的论文较多。本人在临床常加减使用治疗不育症、阳痿、早泄、虚劳、前列腺增生、男性更年期综合征等疾病。

【现代临床应用及研究】

颜春鲁等[1]发现，大补肾汤治疗镉中毒具有显著的作用，对于镉染毒大鼠骨和肾功能具有一定的恢复作用。其可使镉中毒大鼠血清钙、磷、骨钙素显著增加，明显降低血清 ALP、TRACP-5b、BUN。康开彪等[2]研究表明，大补肾汤可能通过调节机体细胞因子表达，从而纠正和改善机体的免疫功能。经大补肾汤干预后大鼠肝组织中的 SOD 活性升高，MDA 含量降低，提示大补肾汤能够增加氧自由基清除剂含量，抑制体内脂质过氧化过程，降低脂质过氧化产物含量和氧自由基代谢产物的损害，调节氧化／抗氧化系统平衡。大补肾汤干预后，各剂量组大鼠脾脏指数、胸腺指数及 IL–2 含量增加，TGF–β1 含量降低。有文献报道[3-4]，敦煌医方大补肾汤具有益精填髓、滋阴补阳、通脉泻热、补泻兼施之功效，切中糖尿病性骨质疏松症、腰椎间盘突出症肝肾亏虚的病机。临床采用该方加减化裁治疗糖尿病性骨质疏松、腰椎间盘突出症，取得显著疗效。

参考文献：

［1］颜春鲁，刘永琦，李盛华，等．敦煌医方大补肾汤对镉染毒大鼠骨和肾功能的影响［J］．时珍国医国药，2017，28（5）：1077-1078．

［2］康开彪，颜春鲁，姚贞宇，等．敦煌医方大补肾汤对镉染毒模型大鼠肝组织细胞因子和氧化应激的影响［J］．西部中医药，2018，31（3）：12-15．

［3］王兴鸿，何淑明，殷世鹏，等．基于"肾藏精主骨"理论运用敦煌医方大补肾汤治疗糖尿病性骨质疏松症经验［J］．中医研究，2021，34（5）：75-77．

［4］李万云，殷世鹏，王兴鸿．运用敦煌医方大补肾汤治疗肝肾亏虚型腰椎间盘突出症的经验总结［J］．中西医结合研究，2020，12（6）：416-417，425．

附

男性更年期综合征

男性更年期是身体从成熟向衰老的过渡阶段，由于雄激素水平降低及器官退化，部分男性会出现类似女性更年期综合征的症候群，并进而影响多器官、多系统的功能，导致患者生活质量降低，称为男性更年期综合征。更年期综合征的病因涉及机体多个系统，其中研究比较深入的是在这一阶段雄性激素的降低，故又称中老年男性雄激素部分缺乏综合征、迟发性性腺功能减退症。本病属中医学"虚劳""郁证""脏躁""痿证""不寐"等范畴。本病多发于40~55岁，可提早至35岁或延迟至70岁，将近40%的男性可能出现不同程度的更年期症状和体征。

一、中医病因病机

步入中老年，多数男性通过脏腑之间的调节，能够顺利度过这一阶段而进入老年期。部分男性由于体质、疾病、精神、社会环境等因素的影响，自身不能调节而出现一系列功能紊乱症状。《素问·阴阳应象大论》对40岁以后的男性出现的衰老现象有很具体的描述："年四十，而阴气自半也，起居衰矣。年五十，体重，耳目不能聪明矣。年六十，阴痿，气大衰，九窍不利，下虚上实，涕泣俱出矣。"天癸的盛衰与人的生、长、壮、老、已密切相关，处于更年期的男性，天癸将竭，肾气渐衰，精血不足，阴阳失调，脏腑、气血功能衰退，导致更年期症状的出现。肾气亏虚、肝气虚衰、天癸虚竭、中气无以温煦，气血津液皆亏，会出现精少、面焦、发鬓斑白、发堕甚或全秃、齿槁、脱齿甚或牙齿脱光、筋不能动；肝肾阴虚，乙癸亏耗则生虚火，脾肾阳虚、运化失职易生痰湿，肝失疏泄调达、气血运行紊乱则易致郁、致瘀。本病多以肾、肝、脾虚为本，以痰湿、瘀血为标，属本虚标实，虚证居多，兼夹致病。主要有以下几种类型：肾精不足、元阳亏虚、肝气郁结、脾肾亏虚。

二、西医病因

西医学认为，睾酮分泌减少是男性更年期综合征发生的主要病因。中年以后雄激素水平即出现降低趋势，且增龄性减退趋势明显。除了年龄因素，糖尿病等慢性疾病、肥胖和不良生活方式等也可能损伤睾丸分泌雄激素功能。此外，部分中老年男性雄激素受体水平或敏感性下降，也会导致更年期综合征。

三、诊断标准

更年期综合征是一组临床症候群，诊断主要根据症状和体征，尤其是睾酮缺乏的症状和体征。表现为性欲低下，勃起功能下降，夜间自发勃起明显减少，疲乏、抑郁或焦虑，肌肉量减少，肌力下降，骨密度下降，内脏脂肪沉积，体毛特别是腋毛、阴毛减少，皮肤改变。

虽然上述症状均非睾酮降低所独有，但中老年男性出现这些症状，都应考虑是否存在睾酮缺乏的可能。研究表明，50岁以上的中国男性更年期综合征患者各种症状的发生率依次为：性欲下降、精力不足、勃起功能障碍、晚饭后易睡觉、记忆力下降、头发脱落、情绪改变、耐力下降、腋毛减少、工作效率下降等。

四、中医治疗

天癸亏虚、肾元不足是更年期综合征发病的起始和根本原因，培补肾元应贯穿本病治疗的始终。脾虚、肝瘀导致的痰湿和瘀血阻滞是疾病发展过程中的病理产物，应根据不同的病理变化，采用健脾和胃、疏肝理气、活血化瘀等治疗方法。本病临床上多为本虚邪实、兼夹致病，应采用补虚祛邪的方法辨证论治。

肾精不足证，治宜补肾益精，方用左归丸加减；元阳亏虚证，治宜温肾壮阳，方用金匮肾气丸加减；肝气郁结证，治宜疏肝解郁，方用柴胡疏肝散加减；脾肾亏虚证，治宜健脾补肾，方用大补元煎加减。可同时配合针灸疗法。

五、西医治疗

睾酮补充疗法，目前常使用的制剂是十一酸睾酮胶丸，根据睾酮缺乏症状的程度不同，可以每天40~200mg，连续4周后评定效果。对症治疗也很重要，根据临床表现的不同，可以使用枸橼酸西地那非片、他达拉非片等改善勃起功能，使用盐酸舍曲林片、盐酸帕罗西汀片等改善抑郁症状。

六、邢喜平主任医师临床经验

邢喜平主任医师认为，男性更年期综合征是男性从中年到老年过渡时期出现的一系列症候群，与性腺功能增龄性减退、雄性激素分泌量减少有直接的关系。中医学认为，肾气渐衰、天癸将竭是本病发病之根本原因，脾肾两虚、肝气郁结是更年期综合征发病之基本病机。本病以肾虚为本，常伴有肝郁、脾虚、瘀血、痰湿之变，治法以补肾为主，兼以健脾疏肝、活血化瘀、祛湿化痰。治疗以两地汤为主，根据仲景之"观其脉证，知犯何逆，随证治之"酌情加减，临证多兼用疏肝、健脾、活血、祛湿药物，诸如柴胡、香附、白术、茯苓、赤芍、当归、苍术等。

救五脏诸劳损病方

固元补肾汤

【原文】

治肾虚，精极，遗精，失溺，气乏无力，不可动转，唾血，咯血方。

地黄（切），薯蓣（切）各三两，苦酒一升，甘草（炙），薤白四两，干姜二两（切）。

上六味以苦酒合井、泉水五升煮之，取得三升，每服一升，日尽之。

【解析】

精极，指各种原因引起的脏腑精气衰竭。《太平圣惠方》："夫精极者，通主五脏六腑之病候也。若五脏六腑衰，则形体皆极，眼视无明，齿焦而发落，身体重，耳聋，行不正。"《圣济总录》：曰"五脏六腑皆有精，腑脏调和，则精常输泻，若腑脏衰，则形体皆极，令人少气吸吸，五脏内虚，齿焦毛发落，悲伤喜忘，目视不明，耳聋行步不正，身体重，是皆精极之候，然精极有虚极，有实极，凡阳邪害五脏，阴邪害六腑，阳实则从阴引阳，阴虚则从阳引阴，阳病主高，高则实热，则宜泻于内，阴病主下，下则虚寒，故体重耳聋。行步不正，若邪气入脏则咳，咳则多涕唾面肿气逆也，此邪气逆于六腑，淫虚厥于五脏，所以精极，治法形不足者，温之以气，精不足者，补之以味，当治其微，若甚则五阴气俱绝，绝即目系转而目精夺，是为志先死，不可救矣。"

上方以地黄滋阴降火，补血，益精填髓，治肾虚遗精、失溺；甘草补益心脾；干姜温中暖脾，回阳通脉。薤白，辛、苦、温，归肺、胃、大肠经；理气，宽胸，通阳，散结。《别录》："归于骨。除寒热，去水气，温中散结。诸疮中风寒水肿，以涂之。"《本草拾遗》："调中，主久利不瘥，大腹内常恶者，但多煮食之。"《本草纲目》："治少阴病厥逆泄痢，及胸痹刺痛，下气散血，安胎"。"温补助阳道"。此处主要为温中通阳。薯蓣补脾养胃，生津益肺，补肾涩精，治肾虚气乏无力，不可动转。苦酒，即醋的古俗称，散瘀止血。此方在临床应用主要治疗各种肾虚（肾气虚、肾阳虚为主）、遗精、虚劳、劳证、不育症、阳痿、早泄及前列腺疾患等。

【现代临床应用及研究】

张丽敏等[1]发现固元补肾汤全方补阳、滋阴、理气、泻火药合用，既能温补肾阳，又能滋阴益精，补而不滞，疏解肝郁，调摄冲任。补阴阳同时调理气血，补肾精不忘温补肾阳，滋水兼壮阳，阴阳并补，使肾中精血旺盛、气血充盈，调理冲任，达到阴阳平衡、诸症自除的目的。由此可见，古方固元补肾汤具有改善患者生殖内分泌功能的作用，作用机制可能是升高血 E_2 水平，降低血 LH、FSH 含量，从而纠正内分泌及自主神经功能紊乱，改善临床症状、精神症状，从整体上调节神经内分泌免疫网络。古方固元补肾汤治疗肾虚肝郁型更年期综合征的作用机制可能在于升高 E_2 水平，降低 LH、FSH 水平，改善生殖内分泌，从整体上调节神经内分泌免疫网络。张亚维等[2] 研究发现，固元补肾汤可通过调节机体的细胞因子表达来纠正和改善机体的免疫功能。其能够增加氧自由基清除剂含量，抑制体内脂质过氧化过程，降低脂质过氧化产物含量和氧自由基代谢产物的损害，调节氧化/抗氧化系统的平衡；可显著增高大鼠脾脏指数、胸腺指数 IL-2 含量，明显降低 TGF-β1 含量。

参考文献：

［1］张丽敏，虎峻瑞. 固元补肾汤对肾虚肝郁型围绝经期综合征 E_2、LH、FSH 激素水平的影响［J］. 宁夏医学杂志，2017，39（11）：994-996.

［2］张亚维，颜春鲁. 敦煌医方固元补肾汤对镉染毒模型大鼠免疫功能和抗氧化能力的影响［J］. 中医研究，2017，30（3）：70-73.

二旦大小六神汤

二旦大小六神等汤，原有十六方，主要治疗外感天行病。二旦，指原书文中的阳旦汤、阴旦汤。六神指原书中的青龙、白虎、朱鸟、玄武、勾陈、腾蛇六汤方。治疗涉及脏腑各有不同，本文只选取涉及肾脏的小玄武汤、大玄武汤。天行指由天地间的疫毒疠气流行传播而引起的传染性流行病，如天行温疫、大头天行之类，所以天行是疫病的别称，出自《外台秘要·伤寒门》。《三因极一病证方论·叙疫论》："疫病者……一方之内，长幼患状，率皆相类者，谓之天行是也。"

2002 年年底开始到 2003 年暴发的严重急性呼吸综合征（英文缩写：SARS，简称"非典"），直至 2003 年中期疫情才被逐渐消灭，是一次全球性传染病疫潮。2019 年年底开始暴发的新型冠状病毒肺炎在全球范围内大流行，也是天行病的一种。

小玄武汤

【原文】

治天行病，肾气不足，内生虚寒，小便不利，腹中痛，四肢冷方。

茯苓四两，芍药三两，白术二两，干姜三两，附子一枚（炮去皮）

上五味以水八升，煮取三升，去滓，温服七合，日三服。

【解析】

小玄武汤与《伤寒论》真武汤相同，只干姜与生姜之别。肾气不足则阳虚水饮停蓄而上泛。附子温中散寒；茯苓、白术培土制水；芍药敛阴和阳，干姜温中暖脾，回阳通脉。

大玄武汤

【原文】

治肾气虚疲，少腹中冷，腰背沉重，四肢冷清，小便不利，大便鸭溏，日十余行，气惙弱者方。

茯苓三两，白术二两，附子一枚（炮），芍药二两，干姜二两，人参二两，甘草二两（炙）。

上七味以水一斗，煮取二升，温服一升，日三，夜一服。

【解析】

大玄武汤所主症状比小玄武汤重，故加人参大补元气，复脉固脱，补脾益肺，生津；炙甘草益气养血，滋阴复脉。治疗肾气虚疲、气惙力弱。

【现代临床应用及研究】

姜雪尔等[1]发现，大玄武汤具有温补肾阳、健脾利水、补益精血之功效，临床上广泛用于各种内科疾病，疗效显著。

参考文献：

[1]姜雪尔，王东军，董阜挺，等. 大玄武汤方证治验举隅[J].浙江中医杂志，2016，51（9）：661.

主要参考书目

［1］王淑民. 英藏敦煌医学文献图影与注疏［M］. 北京：人民卫生出版社，2012.

［2］王淑民. 敦煌石窟秘藏医方——曾经散失海外的中医古方［M］. 北京：北京医科大学、中国协和医科大学联合出版社，1999.

［3］李应存. 敦煌佛书与传统医学［M］. 北京：中医古籍出版社，2013.

［4］王重民. 敦煌古籍叙录［M］. 北京：中华书局，2010.

［5］胡同庆，王艺芝. 敦煌壁画中的养生［M］. 兰州：甘肃人民美术出版社，2015.

［6］李金田，戴恩来. 敦煌文化与中医学［M］. 北京：中国中医药出版社，2017.

［7］柳长华. 神农本草经［M］. 北京：北京科学技术出版社，2016.

［8］李时珍. 本草纲目［M］. 北京：中国书店，2013.

［9］黄宫绣. 本草求真［M］. 北京：中国中医药出版社，2017.

［10］倪朱谟. 本草汇言［M］. 北京：中医古籍出版社，2005.

［11］雷载权. 中药学［M］. 上海：上海科学技术出版社，1995.

［12］甄权. 药性论［M］. 合肥：安徽科学技术出版社，2006.

［13］秦国政. 中医男科学［M］. 北京：科学出版社，2017.

［14］徐福松. 徐福松实用中医男科学［M］. 北京：中国医药科技出版社，2009.

［15］戴玉田，姜辉．男科学［M］．北京：人民卫生出版社，2021.

［16］吴勉华，王新月．中医内科学［M］．北京：中国中医药出版社，2012.